Docteur Edmond DOULCET
de la Faculté de médecine de Paris
ancien externe des hôpitaux

COMPLICATIONS, ACCIDENTS ET INCIDENTS DE L'Ablation des Amygdales ET DES Végétations adénoïdes

PARIS
Imprimerie C. Pariset
5, RUE DES ITALIENS, 5
1913

COMPLICATIONS, ACCIDENTS ET INCIDENTS

DE

L'ABLATION DES AMYGDALES

ET DES

VÉGÉTATIONS ADÉNOÏDES

Docteur Edmond DOULCET
de la Faculté de médecine de Paris
ancien externe des hôpitaux

COMPLICATIONS, ACCIDENTS ET INCIDENTS DE L'Ablation des Amygdales ET DES Végétations adénoïdes

PARIS
Imprimerie C. Pariset
5, RUE DES ITALIENS, 5
—
1913

A M. le Professeur LANDOUZY

DOYEN DE LA FACULTÉ DE MÉDECINE

Nous adressons l'hommage de nos respectueux remerciements pour le très grand honneur qu'il a bien voulu nous faire en acceptant la présidence de notre thèse.

A MON PÈRE A MA MÈRE

A MA GRAND'MÈRE

A MA SŒUR

A MES PARENTS

A MES AMIS

INTRODUCTION

L'étude des nombreux accidents, complications et incidents qui peuvent se rencontrer au cours ou à la suite de l'ablation des formations lymphoïdes de la bouche et du rhino-pharynx est une question toute d'actualité. Il ne se passe pas de jour sans que de nouvelles observations soient publiées, et de temps à autre, une complication non signalée, aussi étrange qu'inattendue, est décrite par certains auteurs. Aussitôt, de tous côtés, on en mentionne d'autres, et l'on pourrait croire à tort que ces ennuis n'ont pas existé autrefois. Détrompons-nous. Tout a dû exister, mais presque rien n'a été publié. Les pires accidents ont certainement accompagné l'amygdalotomie, cette opération vieille comme le monde.

Mais l'attention des médecins n'étant pas attirée par ces complications, ils ne les publièrent pas. En pathologie, il semble que lorsqu'on ouvre un tiroir longtemps fermé, tous les chercheurs viennent y puiser à la fois pour en extraire des faits nouveaux et intéressants. Ainsi pour l'appendicite, les salpingites, de même pour les végétations, les amygdales et les complications de leur ablation.

C'est à rechercher, à grouper, à coordonner ces diverses difficultés de l'intervention ou ces nombreux incidents post-opératoires que nous nous sommes employé dans le cours de ce travail.

Après un chapitre sur l'historique des interventions qui nous intéressent et sur celui de leurs diverses complications, nous nous proposons d'étudier l'anatomie normale et pathologique des productions lymphoïdes que nous avons en vue. Ne convient-il pas en effet de connaître exactement le terrain sur lequel l'opérateur doit travailler? Les complications et accidents des deux opérations que nous envisageons constitueront respectivement les troisième et quatrième chapitres; et nous essayerons de réunir en un chapitre d'ensemble les incidents communs, c'est-à-dire ces ennuis qui auraient pu tout aussi bien se manifester au cours d'autres opérations de la chirurgie générale ou spéciale.

Mais nous n'avons pas voulu perdre de vue que le sujet que nous traitons est, au premier chef, une des questions médico-chirurgicales les plus importantes parmi celles qu'a eues à envisager la thérapeutique moderne. C'est pourquoi nous avons groupé sous le nom de « faux adénoïdiens » tous les malades qui, de près ou de loin, viennent à nous sous le masque banal du plus pur adénoïdisme. Les uns possèdent ce syndrome au grand complet ; les autres présentent une physionomie adénoïdienne moins typique. Les uns et les autres sont peu améliorés — et parfois pas du tout — par l'opération, car celle-ci n'attaque pas directement la cause.

La question de l'anesthésie, étude si importante de nos jours, a été traitée dans le chapitre suivant, et dans le huitième nous avons essayé d'indiquer assez sommairement une technique opératoire qui nous a paru être la plus employée.

Au moment de terminer nos études, nous devons songer avec reconnaissance à tous ceux qui, de près ou de loin, contribuèrent à nous faire aimer notre métier et à nous inculquer les excellents principes de la bonne vieille clinique française. Tout d'abord, c'est notre doyen, M. le professeur Landouzy, que nous remercions de son excellent accueil et du grand honneur qu'il nous a fait en acceptant la présidence de notre thèse. C'est avec un vif sentiment de reconnaissance que nous nous rappelons la sollicitude que notre maître F. Helme montra toujours à notre égard et avec quelle bienveillance il nous guida dans nos études et nous prodigua ses précieux conseils. Nous nous souvenons avec quel cœur notre bon maître Gabriel Arthaud nous accueillit toujours. Notre maître actuel M. Grossard nous suggéra l'idée de cette thèse et avec une grande bienveillance nous donna ses excellents conseils. Nous nous rappelons également quelle bonté nous témoigna M. Adrien Hébrard, directeur du Temps, *et quelle affection nous montra toujours M. Charlier-Tabur. Nous remercions particulièrement MM. les professeurs Hayem et Pinard, MM. Guinon, Demoulin, Gouget, dont nous fûmes l'externe, et notre dernier maître à l'Hôtel-Dieu, M. André Petit, qui nous prodigua son excellent enseignement clinique ; puis MM. Rochard, Pissavy, Le Gendre et Tuffier dans le service desquels nous eûmes l'honneur de faire nos premières armes ; MM. Castex et Malherbe, chirurgiens aux sourds-muets ; MM. Vauthier, Rodriguez, Wallich, de Nobécourt, Gandy, Chevassu ; et MM. les chefs de clinique Rosenthal, Pater, Agasse-Lafont, Jouet, Lacasse et Potel qui nous accueillirent toujours avec la plus grande bienveillance.*

COMPLICATIONS, ACCIDENTS ET INCIDENTS

DE

l'Ablation des Amygdales et des Végétations adénoïdes

CHAPITRE PREMIER

HISTORIQUE

Les Amygdales dans l'Histoire

Bien connues dès les temps les plus reculés, les chirurgiens de tous les âges ont essayé de traiter les amygdales dès que, par leur hypertrophie, elles occasionnaient une gêne quelconque.

Tour à tour, à mesure que le manuel opératoire se simplifiait ou bien souvent se compliquait, on vit opposer aux amygdales palatines hypertrophiées diverses méthodes thérapeutiques.

L'opération

C'est d'abord L'ÉNUCLÉATION AU DOIGT avec Cornélius Celsius, cet homme du monde, car on n'a jamais pu démontrer qu'il fut médecin. Il conseille d'emporter la tumeur en la ratissant circulairement avec le bout du doigt, pour la détacher et l'arracher immédiatement si elle est molle. Il engage, dans le cas où l'on ne réussirait pas, à la saisir avec une érigne, afin de la retrancher au bistouri.

Plus tard la LIGATURE détrôna passagèrement divers procédés opératoires. Ce fut Moscati qui, l'un des premiers, montra sa préférence pour le procédé de la ligature; puis Wiseman (1), premier chirurgien du roi d'Angleterre Charles II, Heister (2) (1683), Sharp (3), élève de Cheselden (1688), rejettent, ainsi que Pauli (4) (1707) toute opération sanglante. Moscati s'est servi de la ligature la première fois qu'il a

(1) Wiseman, *Grande Chirurgie*, 6e édition, Londres, 1734.
(2) *Dictionnaire de Jaccoud*, t. I, p. 156.
(3) Scharp, *Traité des opérations*.
(4) Louis, *Mémoires*, *Académie royale de chirurgie*.

opéré; il en résulta les plus graves accidents, et on ne parvint à les calmer qu'en retranchant aussitôt la tumeur à l'endroit de la ligature (1).

La cautérisation physique ou chimique a été une intervention fort en vogue pendant longtemps. Elle a subi maintes fois un complet oubli, mais chaque fois, après un temps plus ou moins long, elle eut une très grande faveur. Velpeau nous apprend qu'elle date de Mesné. Marc-Aurèle Séverin dit avoir souvent appliqué le feu sur les amygdales et toujours avec le plus grand succès. Le cautère actuel était porté à la faveur d'une canule qui garantissait la langue. Wiseman passait le cautère actuel à travers le corps même de la glande, trois ou quatre fois de suite.

Heister, qui parle de toutes les méthodes, adopte presque exclusivement les caustiques. Il interdit toutefois ceux qui sont très énergiques. La potasse un peu affaiblie, le muriate ammoniacal en dissolution, le nitrate de mercure également en solution lui paraissent convenir parfaitement; un pinceau de charpie ou de linge sert à porter ces caustiques sur les amygdales avec de minutieuses précautions, afin de ne point léser les parties saines.

Cette méthode fut prônée par Percy (1790) et Boyer (1818) et, malgré leurs efforts, elle ne put devenir pratique, le thermo-cautère, qui seul est capable de rester incandescent, n'étant pas encore inventé.

L'excision (rescision, résection) est de tous les procédés celui qui fut le plus employé. Paul d'Egine avait imaginé un bistouri d'une forme spéciale; Lecat se servait d'une tenaille incisive. Louis a consigné dans les *Mémoires de l'Académie de chirurgie* un très beau travail sur l'amputation des amygdales.

Moscati, en faisant la section de haut en bas, dans une amygdalotomie, vit survenir une toux violente lorsque la tumeur n'était encore coupée qu'en partie. La portion sectionnée pendant sur la glotte occasionna une suffocation imminente et un péril extrême. L'opérateur se hâta de porter les doigts dans le fond de la gorge et arracha la portion d'amygdale détachée ; ce qui sauva le malade (2).

Pour éviter de pareils ennuis, Moscati opéra dorénavant d'une nouvelle manière : il fendit l'amygdale tuméfiée, interposa de la charpie dans les incisions, afin d'empêcher la réunion des lambeaux, et au bout de quelques jours, il les coupa isolément et successivement en plusieurs fois.

Louis, fort habile chirurgien, pour ne point avoir d'accidents et ne pas blesser la langue qui se soulève au moindre contact des instruments, et masque quelquefois entièrement la tumeur, coupe de bas en haut, le dos du bistouri reposant au début sur la langue.

(1) Perrin, th. Paris. 27 floréal, an XIII, t. XV, n° 461, p. 12 et 13.
(2) *Mémoires de l'Académie royale de chirurgie*, in-4°, t. V, obs. IV, p. 447.

Caqué, Foubert employaient aussi le bistouri. Desault se servait du kiotôme.

Les ciseaux eurent aussi leur heure de vogue comme instrument tranchant, surtout les ciseaux courbés sur le plat de Levret. Jules Cloquet (1833) recommande de préférer les ciseaux « au bistouri aigu » qui a pu transpercer « la paroi postérieure du pharynx, ouvrir les gros vaisseaux et causer une hémorragie mortelle ».

Avec le morceleur de Ruault, l'anse chaude, et l'anse froide (Luc, Vacher) on entre véritablement dans la période contemporaine.

Les complications

Les complications sont connues depuis que l'on opère sur les amygdales. Il est fort probable que nos devanciers ont dû assister à toutes les difficultés que nous constatons actuellement de temps à autre; mais il est possible qu'ils ne les aient pas rattachées à leur vraie cause, l'opération, ce qui explique que nous ne les voyons pas relatées dans les anciens auteurs.

La *suffocation* est cependant assez souvent signalée : Moscati en ayant eu un cas proposa une nouvelle technique; Wiseman se trouva deux fois dans les mêmes circonstances, et Tartra, dans ses leçons de chirurgie, cite plusieurs malades de l'Hôtel-Dieu de Paris chez lesquels le même inconvénient s'est présenté.

L'*œdème de la glotte* (1) se'st rencontré plusieurs fois avec deux cas de mort. Presque toujours le drame laryngé se présente de la même façon.L'inflammation suraiguë du moignon amygdalien se propage au pharynx et à la glotte. On est en présence d'un adulte opéré le matin, rarement la veille. Le cou est gonflé et œdémateux; la respiration devient rapidement laborieuse, l'inspiration est forte, l'expiration s'accompagne d'un sifflement croupal. L'état général est très touché, la face violacée, les lèvres cyanosées; le pouls est petit, rapide, serré, très vite incomptable; hypothermie, et la mort, quand elle survient, emporte le malade dans le courant de la nuit.

Beaucoup plus fréquents sont les cas d'*hémorragies* et les anciens les avaient déjà bien divisées en primitives et secondaires. Cornélius Celsius, l'ami d'Horace et de Virgile, le Cicéron de la médecine, celui qui fut le précurseur des vulgarisateurs médicaux, Cornélius Celsius enfin propose après l'amygdalotomie de laver la plaie avec du vinaigre et de ne point oublier de l'enduire de produits hémostatiques (an V avant J.-C.) (2).

---

(1) Bouchacourt. in Liégeois. *Dictionnaire de Dechambre*.
Louis cite dans son Mémoire, p. 433, deux cas de Martin, de Marseille.

(2) Livre VII, chap. XII (et *Dictionnaire des Dictionnaires*, 1850, p. 279; et Ricordeau, thèse, 1885-1886).

La peur du sang fut telle que Rhazès (950), cité par Velpeau, rejette absolument l'excision tonsillaire, et Paul d'Egine avait vu juste lorsqu'il refusait, par crainte d'hémorragie, de toucher aux amygdales enflammées.

Albucasis (1104), puis Brunus de Padoue (1251), Mercatus (1454) craignent l'écoulement de sang lorsque la tumeur est rouge et que la base en est large.

Fabrice d'Aquapendente (1537), Daleschamp (Lyon, 1576), Cheseden (1640) refusent de se servir du bistouri de Paul d'Egine, toujours par crainte d'hémorragie, et en 1640, Jacques Guillemeau donne les conseils suivants :

« Se donnant garde d'en lier ou couper trop il se faut contenter de prendre et oster ce qui excède sa naturelle grandeur et grosseur, craignant que tel espace du gosier ou détroit de la gorge demeurant vuide n'apportas semblable accident cy-dessus descrit (1) que fait la luette trop coupée, ou quelque flux de sang dangereux si on venoit à couper jusques au fond de la chair actuelle de la glande, pour les veines qui disséminent en cette partie. »

Morgagni (1750) s'exprime ainsi :

Certior factus sum quanto in periculo, ob nimiam et vix tandem cohibitam sanguinis profusionem nonnulli fuerint ex iis qui passi sunt sibi tonsillas eximi.

C'est encore l'hémorragie que craignaient Foubert, Lecat (1775) (2), si bien que les recherches entreprises par les chirurgiens consistaient à éviter cet écoulement sanguin et à l'atténuer au cas où il se serait produit. Les uns comme Jourdin, dentiste au Collège royal de chirurgie, inventent un instrument spécial pour arrêter l'hémorragie, de son côté Hervez de Chégoin construit une pince de son invention à l'instigation du baron Boyer qui avait eu des cas d'écoulements sanglants redoutables ; d'autres auteurs, tant est grande leur crainte de l'hémorragie tonsillaire qu'ils connaissent si bien, recommandent d'opérer l'amygdale gauche d'abord « et lorsqu'il est démontré qu'il n'y a pas d'hémorragie, on s'occupe de l'amygdale droite. » (3).

Ces quelques opinions d'anciens auteurs nous offrent un exemple saisissant de la crainte qu'avaient conçue nos illustres devanciers pour quelques complications et en particulier pour l'hémorragie post-opératoire. Toutes leurs tentatives techniques ne visent qu'un seul but : *se mettre à l'abri du sang.*

(1) Dans un article sur l'hémorragie dans l'excision de la luette.
(2) *Journal de médecine*, 1775, t. II, p. 115.
(3) *Compendium de chirurgie.*

Les végétations adénoïdes dans l'Histoire

L'histoire du traitement des végétations adénoïdes constitue un remarquable exemple de la difficulté que rencontre le nosologiste à spécifier une maladie par ses causes. Au commencement du siècle, Robert, Lambron, et surtout Dupuytren (1), avec son merveilleux sens clinique, avaient donné de l'affection qui nous occupe une description presque complète. (F. Helme) (2). Ils en avaient vu exactement les symptômes, ils en connaissaient même les complications, déjà connues d'ailleurs dès la plus haute antiquité : « ...de ceux qui ont la tête pointue, quelques-uns ont de la céphalalgie et des écoulements d'oreilles. Ces derniers ont la voûte palatine creuse et les dents qui chevauchent. » (Hippocrate (3) 6ᵉ livre des épidémies).

Malheureusement nos devanciers attribuèrent aux amygdales palatines les troubles dus à l'hypertrophie et à l'inflammation de la tonsille pharyngée. Ce n'est pourtant pas les remarques géniales qui leur manquèrent ; Dupuytren n'avait-il pas merveilleusement observé que la section des amygdales ne donne pas toujours au malade la respiration plus facile? Il lui eût fallu cependant peu de chose pour arriver à la vérité ; le voile du palais seul l'en séparait. S'il ne put soulever ce mince rideau, c'est qu'on ne se doutait pas alors qu'il pût cacher rien d'intéressant ; la rhinologie n'existait pas. (F. Helme).

Beaucoup plus tard, dans la seconde moitié de ce siècle, la rhinologie pour son début n'allait pas tarder à doter la nosologie d'un chapitre nouveau. Déjà Voltoline, Czermak, Andrew Clarke à l'étranger, Lœwenberg en France, décrivaient des tumeurs particulières observées au niveau du cavum et tentaient d'en ébaucher le traitement. C'était là un premier pas, mais encore incertain.

C'est Meyer, de Copenhague (1874), et Lœwenberg, de Paris (1879) qui rattachèrent à leur vraie cause les magistraux tableaux cliniques tracés de main de maître par nos illustres devanciers. Meyer le premier réunit et coordonna les caractères spécifiques de la maladie et institua une méthode rationnelle de traitement.

Depuis, quantité de travaux furent publiés sur la question.

L'opération

Le traitement purement médical fut très rapidement abandonné dès que l'on eût remarqué que les moyens non sanglants tels que la douche de Weber et les irrigations alcalines d'E. Woakes, sont inca-

(1) *Répertoire d'anatomie*, 1828, p. 110 et suivantes.
(2) F. Helme. *Traitement des végétat. a dén.* Soc. franç. d'O.-L.-R., mai 1896, p. 14.
(3) In Castex, p. 650.

pables d'améliorer notablement un porteur de végétations adénoïdes.

L'*ablation* est le mode de traitement auquel tout le monde a recours à l'heure actuelle.

On n'emploie plus la voie nasale avec le couteau annulaire de Meyer ou avec l'anse galvanique de Carl Michel (1). Chiari et Zaufal en Allemagne s'étaient fait les champions de ce procédé particulier. Chiari employait un serre-nœud qu'il introduisait par le nez jusqu'au cavum. Arrivé là, il remontait un peu l'instrument de façon à charger une végétation avec son anse ; il la sectionnait ensuite comme un polype. Zaufal avait une technique légèrement différente : il s'aidait de l'index introduit dans le cavum pour engager les végétations dans l'anse du polypotome.

Nous ne citerons que pour mémoire le curettage avec l'ongle, procédé malpropre et peu efficace, les curettes montées sur un doigtier, et l'écrasement par la pulpe du doigt. Cette manière de faire fut préconisée surtout par les auteurs anglais et américains.

La voie buccale, la plus commode, primitivement employée avec la pince de Lœwenberg, modifiée par Woakes, ou par l'adénotome de Delstanche, est extrêmement pratique grâce à la technique moderne.

On s'est servi pendant un temps de l'instrument de Schultz, véritable amygdalotome, dont la curette-guillotine glissante est d'une fragilité et d'une délicatesse extrêmes.

Les tentatives d'ablation avec les curettes électriques n'ont point manqué et tout au début Michel, de Cologne, Schalle, de Hambourg, se servaient du galvano-cautère pour cautériser la tonsille hypertrophiée. Mais ces procédés, très lents et très peu sûrs, avaient dû céder le pas à la pince et à la curette. On a imaginé d'employer des curettes électriques. Nous devons citer les noms de Chatellier pour la France, et de Rousseaux et Cheval pour l'étranger.

Actuellement on emploie surtout le couteau de Schmidt ou celui de Lermoyez.

---

(1) *Traité des maladies des fosses nasales et de la cavité naso-pharyngienne*. Traduction de Capart. Chez Manceaux à Bruxelles, 1873, p. 123 et suivantes.

CHAPITRE DEUXIÈME

ANATOMIE. — HISTOLOGIE. — PHYSIOLOGIE.

Anatomie et Histologie

Les amygdales en général sont des productions lymphoïdes annexées à la muqueuse de l'isthme du gosier et du rhino-pharynx.

Ces organes, dans leur ensemble, font partie d'un tout décrit autrefois par Waldeyer sous le nom d'anneau lymphatique, dont les amygdales palatines et pharyngée ne constituent que d'importants amas, véritables renflements de tissu lymphoïde.

Le cercle amygdalien du pharynx commence si l'on veut à l'amygdale linguale sur la base de la langue, se continue par la tonsille palatine, l'amygdale tubaire à l'embouchure de la trompe, et se termine sur la ligne médiane, au niveau de la voûte rhino-pharyngée, par cette importante infiltration que constitue l'amygdale pharyngée ou de Lushka.

Ces différentes formations bien individualisées tant au point de vue anatomique qu'aux points de vue pathologique et clinique, ne sont pas isolées, mais reliées les unes aux autres par des traînées de tissu lymphoïde diffus ou folliculaire.

A côté de ce grand cercle lymphatique pharyngien divers auteurs en ont décrit un plus petit constitué par les amygdales palatines, linguale et l'amas lymphoïde diffus du voile du palais : c'est le cercle lymphatique du vestibule bucco-pharyngien.

Il semble utile, afin de bien comprendre la genèse et le traitement des complications opératoires, d'esquisser à grands traits l'anatomie normale et pathologique des amygdales et des adénoïdes, productions importantes que nous aurons constamment en vue dans le cours de ce travail.

Les Amygdales palatines

Les tonsilles de couleur blanc rosé sont situées sur la paroi latérale du pharynx, immédiatement en arrière de l'isthme du gosier. D'une façon plus précise, elles occupent la fossette ou loge amygdalienne et s'étendent de haut en bas et d'avant en arrière.

Leurs dimensions, même en dehors de toute atteinte pathologique, sont extrêmement variables : chez les uns il ne s'agit que d'une plaque à peine saillante, étalée dans le fond de la loge, tandis que chez d'autres on se trouve en présence de volumineuses formations débordantes s'avançant plus ou moins du côté de la ligne médiane. Entre ces cas extrêmes, la clinique nous montre tous les intermédiaires. A l'état de développement ordinaire, l'amygdale palatine mesure en moyenne de 2 cm. à 2 cm. 5 de hauteur sur 1 cm. 5 de largeur, et 1 cm. à 1 cm. 5 d'épaisseur.

Dans un grand nombre de cas, les tonsilles, volumineuses dans l'enfance et l'adolescence, subissent nu processus atrophique se continuant à l'âge adulte et même dans la vieillesse. Certains auteurs ont voulu fonder sur cette tendance involutive la raison d'une non-intervention.

Rapports :

Par l'intermédiaire de la demi-coque amygdalienne la tonsille adhère à la paroi latérale du pharynx à laquelle d'ailleurs elle se soude intimement en bas ; en haut, elle en est séparée par la fossette rétro-amygdalienne (7 à 10 mm.).

L'amygdale présente deux faces, interne et externe ; deux bords, antérieur et postérieur, et deux pôles, inférieur et supérieur.

Nous commencerons par décrire la *face externe* en raison de ses rapports spéciaux avec la loge amygdalienne, fosse constituée par l'excavation vestibulaire, elle-même limitée par la convergence des piliers antérieur et postérieur vers le haut, par leur divergence vers le bas.

L'amygdale n'occupe que la partie supérieure de cette excavation, tapissée par la demi-coque amygdalienne, représentant un simple épaississement de l'aponévrose pharyngienne.

La loge amygdalienne est limitée en haut par le repli semi-lunaire qui se jette partiellement sur l'extrémité supérieure de la glande ; au-dessous de lui et en avant se trouve la fossette sus-amygdalienne de His fermée en avant par le pli triangulaire lisse.

La demi-coque amygdalienne, presque constamment de nature fibreuse, est tapissée en dehors par le constricteur supérieur du pharynx ; en dedans elle est renforcée par l'amygdalo-glosse. Elle est en relation avec la tonsille par de nombreux vaisseaux perforants.

Elle répond à la loge ptérygo-pharyngienne dont l'abondant tissu cellulaire graisseux la sépare du ptérygoïdien interne.

Ses rapports avec le paquet vasculo-nerveux du cou sont importants à bien connaître, puisque pendant longtemps on a pensé que dans l'amygdalotomie la carotide interne pouvait être facilement blessée. Or, lorsqu'on attire la tonsille dans la cavité buccale, on ne peut amener la carotide. La carotide interne est recouverte par les muscles styliens qui la séparent de la région amygdalienne, et elle se trouve constamment placée, même quand elle décrit une courbure, à 17 millimètres environ en arrière et en dehors du bord postérieur de l'amygdale (Rieffel). Il est donc impossible de léser ce vaisseau dans l'amygdalotomie, à moins d'anomalie, l'une des deux carotides pouvant dans certains cas arriver au contact du pharynx, au voisinage de l'amygdale.

La carotide externe, ordinairement située en arrière et en dehors, et distante de 2 centimètres de la tonsille, pourrait aussi (Jonnesco) toucher la face externe de la fosse amygdalienne.

La *face interne* de l'amygdale, convexe en dedans, est plus ou moins saillante suivant les sujets et présente des dépressions ou sillons qui l'ont fait comparer à une pomme d'arrosoir. Ces orifices plus ou moins arrondis, parfois légèrement allongés, conduisent aux cryptes amygdaliennes, invaginations de la muqueuse dans le tissu réticulé.

Des deux bords de l'amygdale palatine, l'un est antérieur, l'autre postérieur. Le *premier* répond au pilier antérieur contenant dans son épaisseur le palato-glosse dont le bord libre ou interne se dirige obliquement en bas ou en dedans, ne laissant à découvert le pilier postérieur que dans sa partie supérieure. La muqueuse qui revêt ce pilier antérieur se prolonge parfois en arrière et en bas en une sorte de repli triangulaire qui recouvre plus ou moins la partie correspondante de l'amygdale : c'est le *plica triangularis* de His.

Le *second* ou bord supérieur répond au pilier postérieur du voile ou arc pharyngo-palatin. Le bord supérieur de ce pilier se continue avec le voile; le bord interne ou bord libre va jusqu'à la base de la luette.

Des deux pôles de la tonsille, l'*inférieur* est en regard de la base de la langue dont il est séparé par une distance d'un demi-centimètre environ. Cet intervalle est rempli de glandes folliculeuses qui relient manifestement l'amygdale aux follicules glandulaires de la langue réunis en un amas plus ou moins compact, l'amygdale linguale.

Le *pôle supérieur* répond à l'angle d'écartement des deux piliers, mais il ne remonte pas jusqu'au sommet de ce coin à ouverture inférieure : il en est en effet constamment séparé par une petite dépression, la fossette sus-amygdalienne.

Vaisseaux et nerfs :

Ils se confondent en grande partie avec ceux du pharynx.

Artères : Quand on dissèque l'amygdale ou que l'on procède à un certain nombre d'ablations de cet organe, on est frappé d'un fait important pour l'acte opératoire, c'est que les artères abordent toujours la tonsille par sa face profonde. Elles proviennent, selon les cas, de la *linguale,* de la *pharyngienne inférieure* et des deux *palatines supérieure* et *inférieure* (Testut, t. IV, p. 71).

Les artères tonsillaires — car elles sont d'ordinaire multiples — s'élèvent dans les cloisons interlobaires, jetant à droite et à gauche de très nombreuses collatérales, lesquelles pénètrent dans la couche sous-éphithéliale et s'y résolvent en menus réseaux capillaires, aussi bien dans le follicule que dans le tissu interfolliculaire.

Veines : Elles naissent de ces réseaux, se portent immédiatement en dehors pour former à la face externe de l'amygdale le *plexus tonsillaire,* dépendance du plexus pharyngien.

Lymphatiques : D'abord étudiés par Billroth (1858), puis par Schmidt (1863), Retterer en fit une étude approfondie et en une série d'importants travaux montra que le fin réseau lymphatique du tissu interfolliculaire se prolonge dans l'épaisseur du follicule. Ici comme ailleurs, il n'a rencontré aucune trace de stomate, les racines lymphatiques constituant un système parfaitement clos.

Les lymphatiques efférents se dirigent vers les cloisons interlobaires, puis descendent vers la face externe de l'amygdale, où elles se réduisent en un petit nombre de vaisseaux, d'ordinaire trois ou quatre, rarement davantage.

Ces collecteurs traversent l'aponévrose pharyngienne, le constricteur supérieur du pharynx, et aboutissent aux ganglions cervicaux profonds, principalement dans ceux qui longent le bord inférieur du digastrique (ces ganglions répondent à l'angle du maxillaire inférieur).

Nerfs : *Le lingual* et le *glosso-pharyngien* participent à la constitution du plexus tonsillaire, placé sur la face externe de l'amygdale.

Structure :

Nous avons vu que la surface libre de l'amygdale présentait un grand nombre de cryptes ou diverticulums s'étendant plus ou moins loin du côté de sa face externe : ces cryptes sont étroites, irrégulières, terminées constamment par une ou plusieurs extrémités en cul-de-sac. Ces diverticulums sont séparés les uns des autres par des travées, dites *cloisons interlobaires,* se dirigeant parallèlement à eux et exactement à égale distance de deux cryptes, pour se fusionner avec la capsule fibreuse de l'amygdale.

Ces cloisons conjonctives ont pour résultat de diviser la tonsille en un certain nombre de lobes. Chacun d'eux s'étend donc en profondeur, depuis la surface libre de l'amygdale jusqu'à la capsule fibreuse, et possède exactement à la place de son axe, un diverticulum parallèle aux cloisons fibreuses interlobaires, canal qui s'ouvre à la surface de l'organe. La paroi de ce conduit est une membrane constituée par un épithélium pavimenteux stratifié, analogue à la couche épithéliale de la muqueuse bucco-pharyngée, sous lequel on trouve un tissu sous-épithélial formé d'une couche réticulée emprisonnant dans ses mailles des grains ou follicules.

Les grains amygdaliens sont de petites formations sphériques fort importantes. Disposés sur un rang, en doigt de gant, autour du diverticulum central, ils ont la valeur d'un follicule clos et en présentent tous les caractères histologiques (réticulum conjonctif, dont les trabécules d'une ténuité extrême emprisonnent dans leurs mailles des cellules lymphatiques).

Au-dessous de l'amygdale et sur son pourtour,dans le tissu sous-muqueux, on rencontre constamment des glandes en grappes, analogues à celles de même nature que l'on trouve à la base de la langue. Ces glandes muqueuses s'ouvrent par un canal excréteur, long et étroit, soit à la surface de l'amygdale, soit dans un diverticulum.

En résumé, l'amygdale se compose d'un certain nombre de lobes séparés les uns des autres par des cloisons fibreuses. Chaque lobe, centré par un étroit diverticulum, présente à considérer :

1° Une couche épithéliale continuant l'épithélium de revêtement de la muqueuse bucco-pharyngienne, et revêtant la paroi diverticulaire.

2° Une couche sous-épithéliale comprenant la totalité restante du lobe et contenant dans son épaisseur les importantes formations lymphoïdes désignées sous le nom de follicules.

Histogénèse :

C'est là une des questions les plus controversées. Pour les uns, en effet, (Kœlliker, Stœhr, Renaut (1), l'amygdale aurait une origine mésodermique. De plus, le tissu réticulé et les follicules seraient des centres germinatifs pour les leucocytes, lesquels tombent ensuite dans la cavité buccale par effraction de la couche épithéliale.

Pour d'autres (Retterer, 1885-1886), le follicule clos aurait une

(1) Renaut. *Traité d'histologie pratique*, t. II. p. 487.

double origine : ectodermique par ses cellules lymphatiques, mésodermique par son réticulum conjonctif.

Mais en 1894, Retterer communiqua le résultat de ses importants travaux et décrivit au follicule clos une exclusive origine ectodermique.

L'Amygdale pharyngienne

(ou Amygdale de Luschka)

Connue depuis longtemps (Santorini 1775; Tourtual 1846), l'amygdale pharyngée a été le sujet d'importants articles vers la fin du siècle dernier.

C'est une production qui occupe la région médiane de la voûte pharyngée, en avant du tubercule pharyngien, en arrière des choanes, et entre les deux orifices des trompes. Ses dimensions moyennes sont d'environ 2 cm. de largeur, 2 cm. 5 de hauteur sur 0 cm. 5 d'épaisseur.

L'amygdale pharyngienne, chez l'enfant, se présente sous l'aspect d'une formation plissée, présentant ordinairement en son milieu un sillon plus marqué, dirigé de haut en bas. Quant à l'aspect général, il est fort variable. Tantôt les sillons latéraux sont rares et leurs anastomoses ont pu faire penser à des circonvolutions encéphaliques; tantôt ils rayonnent autour d'un point inférieur, simulant un éventail ouvert; d'autres fois encore les plis amygdaliens sont recouverts de petites saillies hémisphériques qui ne sont vraisemblablement que des follicules.

L'amygdale pharyngée subit une longue évolution. Dans la première année qui suit la naissance, elle augmente de volume dans tous les sens et ne tarde pas à atteindre les choanes. L'organe continue à se plisser et à croître jusqu'à la puberté. A partir de cette époque commence une lente régression terminée vers vingt ou vingt-cinq ans. Il ne reste plus alors que la partie la plus postérieure de sa fente médiane, laquelle n'est autre que la bourse pharyngée de l'adulte.

A l'*état pathologique,* l'amygdale pharyngienne est bien plus considérable et elle présente une tendance marquée à la régression fibreuse qui n'est d'ordinaire jamais complète, et plus tardive que normalement. La muqueuse, au lieu d'être rose pâle ou légèrement ambrée, présente une coloration moins uniforme; sa surface est criblée de nombreux orifices dans lesquels la pression fait sourdre quelques gouttelettes de pus. Dans la profondeur de l'organe malade il n'est point rare de rencontrer des tractus fibreux, des travées résistantes et parfois nombreuses.

Vaisseaux et nerfs :

Le pharynx supérieur ou nasal est irrigué par de petites *artères,* peu nombreuses, venant de la pharyngienne ascendante, de la ptérygo-palatine et de la maxillaire interne (1).

Les *nerfs* sont fournis par le trijumeau et latéralement par le glosso-pharyngien et le pneumogastrique.

Les *vaisseaux lymphatiques* nombreux se réunissent en deux ou trois troncs principaux aboutissant à un ganglion assez volumineux situé sur les côtés un peu en arrière du muscle constricteur du pharynx.

Histologie normale :

La structure de l'amygdale pharyngée est analogue à celle de la tonsille palatine. Nous y retrouvons une muqueuse s'invaginant dans les sillons ou cryptes plus ou moins profonds. Elle recouvre une couche propre constituée par un tissu réticulé, emprisonnant dans ses mailles des follicules clos.

Le sillon médian aboutit en arrière à la bourse pharyngée, petit cul-de-sac inconstant, dont la nature et la fonction sont très discutées et probablement inconnues. Dursy (1869) y voyait, non un vestige embryonnaire, mais une formation qui résulterait du boursouflement de la muqueuse. Sans nous étendre sur cette question, nous ferons remarquer que cette hypothèse va à l'encontre des constatations anatomiques qui montrent que le recessus médian du pharynx existe chez l'embryon bien avant l'amygdale et persiste chez l'adulte alors même que l'organe a complètement disparu. (Testut. t. IV, p. 92.)

Histologie pathologique :

Dans les végétations adénoïdes le revêtement épithélial est plus épais que normalement et surtout plus étendu. Les follicules clos eux-mêmes sont en nombre plus considérable, et le tissu interfolliculaire est plus abondant.

Une conséquence de l'extension plus grande du revêtement épithélial consiste dans la formation de cryptes plus nombreuses : à ce niveau les cellules épithéliales desquament et dégénèrent, formant des amas muqueux ou cornés, parfois des kystes.

De récentes théories (2) admettent que les cellules épithéliales se transforment en tissu réticulé dans la profondeur du revêtement épithélial externe; Retterer et Lelièvre à qui nous devons d'importants travaux sur l'histologie pathologique des végétations adénoïdes ont pu suivre les stades de cette transformation : les cellules perdent une portion de leur protoplasme; le reste du corps cellulaire prend un

(1) L. Gourc. Thèse, Paris, 1897, p. 8.

(2) Ed. Retterer et Lelièvre. (*Arch. de méd. expérim.*, juillet 1911.)

aspect de fines trabécules s'anastomosant aux trabécules des cellules voisines. De là un réseau cellulaire dans les mailles duquel apparaissent des éléments libres : leucocytes divers et surtout lymphocytes.

Physiologie

Nous ne nous attarderons pas à discuter cette importante question, beaucoup plus complexe en vérité qu'elle ne le paraît à première vue. Le grand nombre et la succession des théories nous font comprendre, mieux que de longs détails, l'ignorance où nous nous débattons au sujet de l'exacte fonction, ou peut-être des propriétés certaines des formations amygdaliennes de la cavité bucco-pharyngée. Quoi qu'il en soit, sans critiquer l'exclusivisme de chaque théorie, nous dirons simplement qu'il n'est pas impossible que les amygdales aient de multiples fonctions.

Nous ne ferons que citer la théorie de la *transsudation mécanique* d'après laquelle il y aurait constamment sur la surface des amygdales un ruissellement qui empêcherait ainsi la pénétration des germes dans l'organe.

Pour d'autres auteurs, il s'agit de *l'expulsion transépithéliale des leucocytes*. Pour d'autres encore, la destruction de leucocytes entraînerait la production de ferments importants.

Une théorie récente (Brieger-Goerke) fait intervenir en première ligne la *fonction sécrétoire* de l'amygdale.

Ce qui paraît le mieux établi dans la physiologie des organes lymphoïdes de la cavité bucco-pharyngée, le point sur lequel la plupart des auteurs se trouvent d'accord, est bien la *fonction phagocytaire* de ces productions folliculaires. Etant donnée l'analogie de structure complète qui existe entre les ganglions et les amygdales on est en droit de conclure à l'analogie de fonctions (Tourreil (1). « On peut considérer la muqueuse des amygdales comme formant dans son épaisseur une innombrable quantité de petits ganglions élémentaires dont beaucoup sont microscopiques et au-dessus d'eux la lymphe sourd incessamment par une multitude de voies poreuses qu'elle creuse continuellement aussi dans l'épithélium de revêtement afin de faire issue et de s'échapper au dehors pour exercer les actions variées dont les cellules lymphatiques sont capables. » (Renaut, de Lyon).

Schœnemann (2) admet que les amygdales sont des ganglions

(1) Tourreil. Du rôle phagocytaire des amygdales et de l'ablation « systématique » des amygdales « palatines ».
Arch. de stomatologie, Paris, 1901, II, 17-21.

(2) Schœnemann. *Corresp. Blatt. f. schw. Aerzte*, n° 9, 1910.

ordinaires. Chaque fois que le réseau lymphatique de ces ganglions sera suffisamment infecté, les ganglions dépendant de ce réseau réagiront par une inflammation qui ne sera rien autre que la vulgaire angine amygdalienne.

Le réseau lymphatique de ces ganglions n'est en relation presque uniquement qu'avec le nez, de sorte que l'infection pour atteindre les tonsilles devra avoir son point de départ dans le nez.

Ces idées émises il y a quelques années à peine ont été contrôlées par des expériences cliniques de Schœnemann, et les fort intéressantes recherches de Lénart : une solution de Lugol fut injectée dans la sous-muqueuse du cornet inférieur six heures environ avant une amygdalotomie. L'examen chimique révéla la présence d'iode dans les tonsilles enlevées.

Quoi qu'il en soit, le rôle exact des amygdales n'est pas absolument connu, et bien que leur fonction phagocytaire paraisse assez bien établie, il n'est pas impossible que leur physiologie soit beaucoup plus complexe.

Les anomalies du rhino-pharynx

Elles ont pu être la cause de complications plus ou moins sérieuses, ces anomalies rhino-pharyngiennes qui ont été étudiées depuis bien longtemps.

Nous ne nous occuperons pas dans le présent chapitre des anomalies osseuses, ayant en effet l'occasion de les étudier à loisir lorsque nous traiterons des arrachements osseux au cours de l'adénectomie.

Les vaisseaux pulsatiles du pharynx, au contraire, ont leur place tout indiquée ici, puisqu'ils peuvent être l'origine de complications dans l'une quelconque des deux opérations qui nous occupent.

Ils sont très variables dans leurs sièges, dans leurs dimensions, fort probablement aussi dans leur origine. Parfois les sièges des battements sont les *deux piliers*, comme c'est le cas dans la première observation de M'Bride (1) : il s'agissait d'une femme de soixante-sept ans qui présentait un gros tronc artériel palpable, puis visible plus tard derrière la paroi postérieure du pharynx (pas d'insuffisance aortique).

D'autres fois il s'agit d'une *tumeur amygdalienne pulsatile* qui a pu faire penser à la présence d'un anévrysme : le plus souvent il s'agit de kystes présentant des battements transmis (2).

---

(1) M'Bride. Vaisseaux pulsatiles du pharynx. *Edinburgh medical journal*, 1896, 42, part. II, p. 510-513.

(2) Cas de Cotterill. In M'Bride.

Mais, dans l'immense majorité des cas, les vaisseaux pulsatiles du pharynx présentent une disposition tout autre. Il s'agit d'ordinaire d'une saillie battante, synchrone au pouls, située sur la paroi pharyngée postérieure ; le plus souvent le vaisseau est unilatéral, fréquemment assez loin de la ligne médiane, au voisinage d'un des angles latéraux du pharynx ; quelquefois cependant, le vaisseau pulsatile est très près de la ligne médiane (1); d'autres fois encore, mais le fait est rare, il s'agit d'une saillie bilatérale, aux pulsations systoliques, dont le siège est fort près des piliers postérieurs si toutefois il ne se trouve pas exactement dans leur épaisseur (2).

Schmidt prétend que de telles anomalies ne sont pas rares (3). Nous en avons retrouvé un grand nombre dans la littérature étrangère. Presque toujours la saillie pulsatile était peu visible, souvent même à peine battante, demandant à être recherchée avec soin à l'aide d'un bon éclairage. Dans l'immense majorité des cas il s'agit d'adultes, principalement même de personnes âgées, et jamais il n'y eut de troubles fonctionnels (4). Le vaisseau siège toujours sous une muqueuse absolument normale, et ses dimensions varient de la grosseur d'un crayon d'ardoise à celle d'une plume de corbeau. Lasègue (5) parle d'un jeune médecin qui portait une varice volumineuse à l'union des piliers antérieur et postérieur gauches. « Il est probable, ajoute-t-il, que la vascularisation exagérée ne s'arrêtait pas à la portion de la membrane muqueuse accessible à la vue. »

Causes : Il est assez difficile de se prononcer sur l'origine de semblables anomalies. Pour M'Bride les vaisseaux semblent provenir de la pharyngienne ascendante; quand il s'agit d'une saillie presque franchement médiane on a pu songer à une artère vertébrale anomale.

Kelly élimine l'hypothèse d'une artère vertébrale (dans ses quatre cas, les pulsations diminuaient par pression sur les gros vaisseaux du cou) ou de la pharyngienne ascendante qui est trop petite; et, se ralliant à l'hypothèse du docteur Parry qui examina son premier et son quatrième cas, il pense à la convexité d'une courbure anormale de la carotide interne.

On trouve d'ailleurs de semblables tortuosités de cette artère décrites dans « les Anomalies artérielles » de Dubreuil (6); plus tard

(1) Gellé. *Centralblatt für laryngologie*, VIII, p. 405, 1891.

(2) Farlow. Cinq cas rapportés de vaiss. pulsatiles dans *Boston med. and Surg. J.*, vol. CXVI, p. 302.

(3) Schmidt. *Din Krankheiten der Oberen Luftwege*. 2te Aufl., 1897, p. 19,

(4) A. Brown Kelly. Large pulsating vessels in the pharynx (4 cas). *Glasgow med. journal*, 1898, p. 28-34.

(5) In th. Ricordeau.

(6) Paris, 1847, p. 93.

Barkow en décrit quatre spécimens anatomiques (1). Il en existe un cas très net au Musée anatomique de l'Université d'Edimbourg (2).

De semblables anomalies peuvent avoir de sérieux inconvénients dans l'amygdalotomie, dans l'ouverture d'abcès rétro et latéropharyngiens, dans l'adénectomie aussi, et Kelly incrimine une telle disposition anatomique dans la malheureuse adénoïdectomie de Schmiegelow (3) dont l'autopsie révéla une rupture de la carotide interne. Un cas semblable est rapporté par Verdonal (4), chez un enfant de huit ans et demi opéré à l'amygdalotome à l'Hôtel-Dieu de Reims; une hémorragie immédiate est arrêtée par une pince spéciale qu'on enlève le soir : il se déclare immédiatement une hémorragie foudroyante mortelle. A l'autopsie, on remarque que la carotide interne faisant une courbe dans l'amygdale avait été intéressée.

(1) Barkow. *Die Verkrümmungen der Gefæsse.* Breslau, 1869, p. 19 ; et Comparative morphologie des Menschen und der Menschenæhlichen Thiere, 5, thèse, Breslau, 1866, tab. VII.

(2) La planche en est reproduite dans *Edinb. M. J.*, 1898, p. 32.

(3) Schmiegelow. *Monatsschr. f. Ohrenheilk.*, 1897, p. 115.

(4) Thèse, Nancy, 1882, p. 40.

CHAPITRE TROISIÈME

COMPLICATIONS ET ACCIDENTS DE L'AMYGDALOTOMIE

I. — Complications de l'amygdalotomie.

Les difficultés que l'on peut rencontrer au cours ou à la suite de l'ablation des amygdales sont extrêmement nombreuses et variées : on en trouvera la liste complète dans le courant de ce travail.

Nous avons voulu faire un plan clinique et avons pensé qu'il était nécessaire d'isoler les uns des autres des ennuis comme, par exemple, l'hémorragie de l'hémophilie d'une part, dont la cause réside essentiellement dans l'état général même du malade, et la blessure du voile du palais d'autre part, dans laquelle l'opéré n'entre pour rien si, comme cela doit toujours être, celui-ci est fortement maintenu en bonne position. C'est pourquoi nous classerons l'hémorragie hémophilienne dans les complications et la blessure du voile ainsi que les traumatismes en général dans les accidents.

Malgré cette division en apparence simple, la question n'est pas résolue pour cela. Tant s'en faut. Prenons par exemple la ponction intempestive de la carotide primitive au cours d'une amygdalotomie et la mort sous chloroforme au cours de la même intervention. Nul ne peut nier qu'il ne s'agisse dans les deux cas d'un accident opératoire, et pourtant ils doivent être bien distingués l'un de l'autre, puisque le premier ne peut exister que dans une ablation des amygdales au bistouri, tandis que le second peut se rencontrer dans n'importe quelle opération, l'appendicectomie, si l'on veut. C'est pour cela que nous avons cru bien faire de distraire des complications et des accidents proprement dits ces difficultés et ennuis plus ou moins graves tels que la syncope, les accidents nerveux, les accidents anesthésiques et la mort pseudo-subite lorsqu'elle ne relève pas d'une hémorragie. Et nous avons désigné cette classe d'accidents sous le nom d'incidents.

Quelque clinique que soit notre plan, il rendrait notre tâche particulièrement difficile et la description des complications de l'amygdalotomie ainsi que de l'adénectomie serait très compliquée, si nous le suivions à la lettre. En effet, l'hémorragie par exemple, nous la retrouvons plusieurs fois : dans les complications immédiates, retardées et secondaires, dans les accidents aussi, et nous avons cru qu'il serait préférable de réunir dans un chapitre d'ensemble toutes les hémorragies, de même toutes les complications infectieuses, etc.

1° L'hémorragie

L'écoulement sanglant suivant l'opération de l'ablation des amygdales existe pour ainsi dire toujours. Ce n'est que lorsque sa durée est prolongée qu'il devient une hémorragie.

Celle-ci, connue de tout temps, signalée par tous les auteurs qui ont traité de la question, est certainement la complication la plus fréquente, et celle qui a vraisemblablement à son actif le plus grand nombre de décès. Tantôt elle se présente immédiatement, au moment de l'intervention (hémorragie primitive); tantôt elle survient quelques heures après l'opération (hémorragie primitive retardée); d'autres fois enfin, on arrive au deuxième, troisième ou cinquième jour et alors que l'on croit tout danger écarté, un écoulement de sang vient terrifier la famille (hémorragie secondaire).

Nous étudierons séparément ces divers types hémorragiques. Leurs aspects cliniques sont souvent très différents, leurs causes ne sont pas les mêmes dans l'immense majorité des cas, mais la conduite à tenir est constamment identique.

a) *Hémorragie immédiate :*

Description : Voici un homme — car il s'agit le plus souvent d'un adulte — qui vient d'être opéré au tonsillotome, ou avec un autre instrument. L'écoulement sanglant a été faible souvent, et vous n'y avez attaché que peu d'importance, ou bien il vous a paru plus abondant que normalement. C'est un sang rouge, rutilant, parfois mousseux, que le sujet rend par gorgées en raclonnant, ou bien c'est un continuel suintement sanguin, un véritable jet qui s'écoule des lèvres du malade étonné.

L'opérateur fait ouvrir la bouche et commence un examen approfondi. Bien souvent l'hémorragie diminue par la simple ouverture buccale ; parfois même elle paraît ne plus exister. Mais ce n'est qu'une apparence et bientôt elle reprend plus abondante qu'auparavant. Le médecin examine à l'abaisse-langue et souvent ne voit qu'un suintement venant d'un des moignons amygdaliens. Les moyens les plus simples, comme la glace, les hémostatiques locaux sont immédiatement mis en œuvre, et la source du sang ne tarde pas à se tarir.

Mais il n'en est pas toujours ainsi. On est alors obligé d'intervenir plus directement et les procédés les plus bizarres ont été inventés. D'autres fois encore, rien n'y fait et l'hémorragie continue lentement. Le malade s'affaiblit, il est pâle, immobile, les muqueuses décolorées; les extrémités sont froides, blanches comme l'ivoire ancien, le pouls devient petit, rapide, bientôt incomptable, et le malade meurt à moins qu'une syncope salutaire permette à l'hémorragie de s'arrêter, au caillot de se former, au cœur de se reposer.

Certes il n'en est pas toujours ainsi et nous ne voudrions pas trop dramatiser une complication relativement fréquente et presque toujours susceptible de s'arrêter, sinon spontanément, du moins facilement, mais cependant nous devons parler de faits, rares en vérité, mais combien impressionnants. Nous avons en vue ces cas rapidement mortels, si bien connus de nos illustres devanciers, au temps où l'on opérait principalement au bistouri. L'hémorragie est immédiatement terrible, véritablement foudroyante : le malade pâlit, rejette quelques gorgées de sang pur et meurt avant que l'on ait eu le temps d'intervenir.

Champion et Thompson rapportent deux cas analogues. De Saint-Germain (1) raconte l'histoire d'un malade qui, opéré la veille, présentait à l'examen du lendemain une petite languette persistante. Le médecin introduit le bistouri. La mort est foudroyante. On ne sut jamais ce qui s'était passé !

Causes : Pourquoi certains sujets présentent-ils des hémorragies, alors même que l'opération a été faite dans les meilleures conditions? Nous en arrivons ainsi à rechercher les multiples causes de l'amygdalorragie en général, mais surtout primitive : immédiate ou retardée. L'hémorragie secondaire, en effet, présente dans l'immense majorité des cas une ou deux causes particulières, bien mises en lumière en ces derniers temps.

Et tout d'abord la question de l'âge est une de celles qui a le plus inquiété les opérateurs de toutes les époques.

L'influence de l'age : Tous les auteurs sont d'accord pour attribuer à l'âge une influence favorisante sur la production des hémorragies.

Elles apparaissent la plupart du temps après quinze ans, car à mesure que l'individu avance en âge, ses tonsilles deviennent de plus en plus scléreuses. Des travées fibreuses envahissent la tumeur, vestige des poussées d'inflammation passées; des lames conjonctives abondantes se répandent dans tout l'organe, étranglant l'élément

(1) *France médicale*, 1879, p. 578.

noble, empêchant la rétraction des vaisseaux après section de l'amygdale. D'où la fréquence des hémorragies à cet âge.

En dix-sept ans de pratique, J. Broeckaert a eu quelques cas d'hémorragies sérieuses, mais toujours après quinze ans (1). De son côté, Hélot (2), sur des centaines d'opérations chez l'enfant n'a eu aucune complication hémorragique; il a opéré peu d'adultes, et en a eu deux sans lésions des piliers ni des tissus voisins.

Les causes proprement dites : Elles peuvent se diviser en deux grands groupes, celles d'ordre général et celles d'ordre purement local.

Les causes générales sont relativement fréquentes. On a tantôt incriminé les affections rénales ou cardiaques (Broeckaert); tantôt la leucémie (3) qui prédispose manifestement à de multiples hémorragies (gingivales, stomacales, rectales, cutanées, etc.), les anémies. D'autres fois, on a cité le goître exophtalmique, la mauvaise nutrition de l'organisme, des infections ou intoxications. On a même rapporté diverses hémorragies au voisinage de la période menstruelle, et il semble bien qu'elle intervienne dans une certaine mesure, principalement lorsqu'elle est associée à d'autres causes comme la néphrite et l'indocilité du malade qui gêne l'opérateur dans le cas de Marschik (4).

Mais la cause générale la plus grave de toutes et la plus fréquemment invoquée est bien certainement l'hémophilie. Elle serait transmise héréditairement par les femmes et il est intéressant de noter que cette cause est moins fréquente chez celles-ci que chez les hommes (2/5 des cas environ) (5). Le plus souvent l'hémorragie est d'emblée immédiate, très rebelle dans son arrêt, mais parfois paraissant s'atténuer avec une facilité déroutante pour reparaître de plus belle quelques minutes ou quelques heures après. Les moindres points traumatisés saignent lentement, mais continuellement, et la mort n'est point rare comme conséquence de cette terrible complication.

Enfant âgé de sept ans, opéré sous anesthésie à l'éther d'amygdalo-adénectomie. Une hémorragie sévère se déclare immédiatement, mais s'arrête assez facilement. Dans les quatre heures qui suivent, les deux côtés du cou et la joue gauche commencent à enfler jusqu'à la clavicule et au sternum. Dyspnée : tubage, puis trachéotomie sont pratiqués successivement. Mort au bout de trente-deux heures.

Le pharynx, le larynx et les tissus du cou étaient infiltrés de sang (6).

---

(1) J. Broeckaert (de Gand). *Arch. int. de laryng.*, etc., p. 406 et 820.

(2) R. Hélot. *Revue méd. de Norm.*, Rouen 1910, p. 357-365.

(3) Burger cite un cas de mort, douze heures après, d'hémorragie profuse.

(4) Marschik. *Compte-rendu de la Société viennoise de laryngologie Monatschr f. Ohrenheilk*, 1910, n° 6-7.

(5) Lindley Sewel. Remarks on certain dangers associated with the operation for the removal of tonsils and adenoïds. *Med. chron.* Manchester, 1911, LIX, 212-216.

(6) F. Stewart. Death after the removal of tonsils and adenoïds in a hemophilic child. *Lancet*, nov. 15, 1902.

Les observations d'hémophilie abondent dans la littérature médicale (Damianos, Jarecky, Broca), ne se terminent pas toujours par la mort, mais sont toujours rebelles et difficiles à arrêter.

Les causes locales sont infiniment plus nombreuses. C'est d'abord *l'inflammation* de l'amygdale, cause prédisposante de tout premier ordre, que redoutaient particulièrement les anciens auteurs (Paul d'Egine, Albucasis, Brunus de Padoue, Mercatus). Les plaques muqueuses syphilitiques, par le retard de cicatrisation qu'elles causent, et par l'inflammation qu'elle produisent, ont été incriminées dans un cas d'hémorragie immédiate de longue durée, suivie d'un suintement sanguin secondaire (1).

Mais ce sont surtout les *lésions vasculaires* qui sont la source la plus fréquente d'hémorragies. A ce propos, certains auteurs ont essayé de distinguer les amygdalorragies, recherchant les signes cliniques qui pouvaient permettre d'en diagnostiquer l'origine. C'est ainsi que Bryson Delavan, et plus tard Désiré, décrivirent des hémorragies artérielles, causées par la division d'artères ou d'artérioles; ce sont les plus fréquentes (huit cas de Delavan : 24 à 34 ans), grâce au stroma fibreux qui maintient la béance des vaisseaux ; des hémorragies veineuses par légion du plexus veineux péripharyngien ; et des hémorragies capillaires liées ordinairement à la diathèse hémophilique.

L'artère maxillaire externe pourrait être lésée d'après Merkel dans des cas tout à fait exceptionnels. De même l'artère linguale, d'après Demme, et l'artère pharyngienne ascendante d'après Lefferts.

Ce sont surtout les anomalies de l'artère palatine ou de l'artère tonsillaire qui causent l'hémorragie : c'est dans la capsule amygdalienne ou en dehors d'elle que se trouvent les vaisseaux les plus importants; à l'intérieur du parenchyme ils sont généralement de très petit calibre.

La carotide interne elle-même n'a pas été épargnée, principalement à l'époque où l'on opérait au bistouri. Béclard, Barclay auraient observé cette « ponction de la carotide », Tenon aussi, au dire de différents auteurs, mais nous n'avons retrouvé aucune mention vraiment authentique de ce cas, l'observation que l'auteur rapporte dans son « Mémoire sur l'anatomie », n'ayant pas trait à une amygdalotomie. Ce sont ces cas malheureux qui avaient tant intrigué les anciens chirurgiens, et bien que dans sa fameuse leçon de 1854 Chassaignac ait montré que la carotide interne reste très éloignée de l'amygdale, Vidal de Cassis (2) sept ans après ne peut s'empêcher d'exprimer la grande crainte qu'il a pour elle, car les

(1) R. Piaget. Deux cas d'hémorr. après l'amygdalotomie. *Dauphiné médical*, Grenoble, 1900 (XXIV), p. 193-197.

(2) Vidal de Cassis. *Traité de pathol. ext.*, 1861, p. 641.

deux organes ne sont séparés « que par une plan très mince, le constricteur supérieur du pharynx ». Cette opinion était d'ailleurs partagée par Deroubaix (1), professeur à Bruxelles, qui relate à peu de temps de là un accident mortel dû à ce que le bistouri avait entamé la carotide interne. Allan Burns (2) rapporte aussi un cas de mort causé par un médecin anglais qui avait véritablement « ponctionné l'artère ».

Récemment, un médecin procédait à une amygdalotomie au morceleur; l'opération venait d'être terminée, lorsqu'il remarqua un petit fragment au fond de la loge évidée. Le chirurgien le saisit et l'écrasa: une hémorragie foudroyante se produisit et la mort survint immédiatement. La carotide avait été saisie et déchirée bien que sa situation fut normale.

Les blessures des tissus avoisinant l'amygdale ont pu être le siège d'hémorragies plus ou moins graves. Ce sont d'abord les piliers : l'antérieur, au dire de certains auteurs, aurait pu être coupé sans inconvénients. Houzé de l'Aulnoit (3) a tenté de le prouver. On a cependant rencontré une grosse artère courant anormalement dans le pilier antérieur.

Le pilier postérieur, au contraire, donne, quand il est blessé ou « mouché » au morceleur une hémorragie plus ou moins abondante; Vidal de Cassis l'a vue et affirmée, Cruveilhier en a attribué la cause à la pharyngienne inférieure. Henking en rapporte six cas très démonstratifs et chaque fois le sang provenait de la partie supérieure du bord libre du pilier postérieur.

La blessure de la lèvre, mais surtout de la langue, a pu provoquer l'hémorragie :

Un médecin (4), cité par Dolbeau, fait l'amygdalotomie au bistouri; l'enfant ferme sa bouche; la langue est coupée profondément. Une hémorragie grave se produisit et ne s'arrêta que par la ligature en masse de la langue.

D'autres fois la blessure de la muqueuse pharyngienne, intempestivement déchirée par un malade qui arrache l'instrument (5) avant la section complète de l'amygdale, a pu provoquer un écoulement sanglant rebelle.

Le rôle de l'anesthésie : Celle-ci a pu dans certains cas provoquer l'hémorragie, particulièrement quand on se servait de bromure d'éthyle. Ce corps volatil donne lieu, en effet, à une turgescence des vaisseaux céphaliques entraînant une perte de sang parfois telle que la réparation peut exiger des semaines (Breyre).

---

(1) *Presse médicale belge*, 1863, p. 253.
(2) Allan Burns. *Surgical anatomy*, 1824, p. 28.
(3) *Mémoire sur l'étranglement des amygdales.*
(4) *Gazette des hôpitaux*, 1868, p. 503.
(5) Cité par Chassaignac.

Quant à la question de la cocaïne, nous aurons à en parler au sujet de la complication qu'elle produit le plus souvent, nous voulons dire l'hémorragie retardée.

L'INSTRUMENTATION : « Aucun mode d'exérèse des amygdales palatines ne présente une garantie absolue.» (Broeckaert). Sur 348 observations, Escat cite 12 hémorragies assez sérieuses : 2 sont imputables à l'amygdalotome; 2 aux crochets à discision; 1 au morceleur classique, 1 à l'anse galvanique, 2 aux ciseaux.

En somme « c'est l'amygdalotome qui a le triste privilège des hémorragies » (Broeckaert). Tous les instruments qui sectionnent sans écraser, qui laissent par conséquent les vaisseaux béants grâce à leur sclérose, prédisposent à la complication qui nous occupe. De même, bien entendu, l'énucléation au bistouri expose à de graves hémorragies, et les Américains, qui en sont partisans, le reconnaissent facilement (West, de Baltimore, Jackson, etc.).

b) Hémorragie retardée :

Nous ne nous attarderons pas à décrire cette complication qui survient dans les heures qui suivent l'opération. Elle n'est pas rare.

Le malade a été couché dans son lit. Tout danger semble conjuré, alors même que l'écoulement sanguin du début a pu paraître inquiétant. Assez fréquemment l'intervention avait été précédée d'un badigeonnage à la cocaïne, rétractant les tissus, faisant contracter les vaisseaux, créant ainsi une hémostase temporaire. Peu d'heures après le malade expectore quelques crachats sanglants, d'abord espacés et mêlés de menus caillots noirâtres expulsés de leur loge, puis plus rapprochés, et enfin, au bout d'un temps variable c'est un crachotement continuel de sang pur, mêlé de salive, tendant à augmenter. Si l'on n'y remédie pas rapidement, l'état général peut devenir grave, le malade présentant une tendance à la syncope avec des éblouissements, des tintements d'oreilles, une soif intense, un affaiblissement extrême. La mort même a pu en résulter.

Un homme de quarante-sept ans (1) est opéré à la pince de Ruault, sous anesthésie locale au chlorhydrate de cocaïne au 1/10. Deux heures après, hémorragie abondante. A la partie moyenne de l'amygdale gauche présence d'un petit jet artériel. Impossibilité de saisir l'artère, d'où l'emploi de glace, antipyrine, cautérisation avec une solution de nitrate d'argent, puis au galvanocautère. Il n'y avait pas de blessure des piliers. L'hemorragie diminua alors, mais ne cessa complètement que neuf heures après, et spontanément (le malade ne parut pas avoir de syncope).

Les hémorragies primitives retardées peuvent se rencontrer comme

---

(1) R. Hélot. Deux observat. d'hémor. sec. grav. après l'amygdalotomie chez l'adulte. — *Rev. méd. de Norm.*, Rouen, 1910, p. 357-365.

résultat des causes précédemment énumérées, particulièrement de l'hémophilie et des lésions des piliers.

Mais il est une manifestation intéressante de l'hémorragie retardée, manifestation bruyante et impressionnante dans son apparition, nous allons en donner une description.

LE VOMISSEMENT SANGLANT : Un enfant vient d'être amygdalotomisé sous anesthésie — car dans la majorité de ces cas le malade a été endormi, — et déjà le voici qui s'éveille. A la congestion du début a succédé une certaine pâleur, le petit patient présente assez souvent un peu de transpiration et l'on procède à sa toilette. L'hémorragie du début a été normale, et tout a paru s'arrêter. Une dizaine de minutes viennent de s'écouler et l'enfant est encore très pâle, abattu, se plaignant parfois d'une sorte de gêne épigastrique, d'autres fois d'une sensation de chatouillement pharyngé, puis, tout d'un coup, le malade a quelques efforts de vomissements et rend trois ou quatre cuillerées d'un sang pur, rouge, légèrement mélangé de bile.

Ces cas ne sont pas très rares; ils traduisent uniquement l'intolérance de l'estomac pour du sang dégluti, d'autant plus facilement avalé que le malade était davantage endormi et que ses réflexes étaient abolis. Mais ce léger vomissement est sans inconvénients, l'enfant ne tardant pas à se remettre et à demander à se lever ou à manger.

Il n'en est pas toujours ainsi, cette complication pouvant survenir en effet dans des circonstances autrement dramatiques. Il s'agit presque toujours de sujets âgés de plus de quinze ans ; l'hémorragie a été faible, presque légère le plus souvent, et le malade n'a pas tardé à être renvoyé chez lui et couché, « ...quelquefois cependant l'écoulement de sang continue à se faire lentement et c'est précisément pendant le sommeil que l'œsophage absorbe peu à peu le liquide sanguin provenant de la plaie jusqu'au moment où l'estomac distendu se révolte. Alors survient un vomissement de sang noir, toujours abondant, dont l'apparition terrorise la famille et souvent le médecin, d'autant plus que l'acte du vomissement est précédé de cet état demi-syncopal, signe précurseur de toute indigestion ou de l'intolérance gastrique. L'on se demande alors si la faiblesse et la pâleur du malade sont le résultat de la perte de sang, des troubles gastriques, ou s'il faut invoquer ces deux causes pour expliquer cet état (1) ».

De semblables faits se rencontrent assez fréquemment dans la littérature médicale. C'est ainsi que Leipziger (2) parle d'une femme

---

(1) E. J. Moure. Amygdalotomie et hémorragie. *Revue de laryngologie, d'otologie et de rhinologie.* Paris, 15 déc. 1890, p. 777-788.

(2) H. A. Leipziger hemorr. after tonsillotomy. *Méd. Fortnightly.* Saint-Louis, 10 sept. 1902, t. XXII, p. 603-608.

de vingt-cinq ans, déjà amygdalotomisée douze ans auparavant. Immédiatement après la seconde ablation, légère hémorragie, peu alarmante, mais présentant un caractère important, véritable signe pathogénique du vomissement sanglant futur, c'est que cet écoulement paraît s'arrêter quand la malade se couche, pour reparaître quand la malade s'assied. Ce signe pathognomonique ne doit point tromper; quand il existe, vous devez être certain que l'hémorragie continue sournoisement et que vous en devez redouter les pires conséquences. Ici, l'opérateur est appelé quatre heures après l'intervention, car l'opérée avait vomi une assez grande quantité de sang coagulé, et ces vomissements se répètent plusieurs fois à quelques heures d'intervalle.

Il est aussi un signe de la plus grande valeur, ce sont les caractères du pouls. Dans ces hémorragies occultes, il s'accélère tout d'abord, en même temps que le visage du malade devient pâle, et que ses extrémités se refroidissent; puis il devient petit, mou, dépressible, incomptable, et tout le cortège symptomatique des grandes hémorragies l'accompagne.

Noquet rapporte un cas analogue (1).

Voici le résumé d'une observation typique, montrant la gravité que peut présenter une hémorragie déglutie. Elle a été rapportée par Moure (2) :

Enfant de sept ans; volumineuses amygdales enlevées à l'amygdalotome; l'écoulement de sang pendant l'opération est à peine plus accentué que normalement.

Après deux heures de sommeil, l'enfant est pris de sueur, de mal d'estomac, « il expectore quelques crachats sanglants puis, bientôt après, il vomit une demi-cuvette de sang noir, à moitié digéré, presque pur ».

Il y avait un caillot sur l'amygdale gauche. Tout se passe bien jusqu'à la nuit du huitième au neuvième jour où le malade recommence à expectorer quelques crachats sanglants. La nuit suivante, vers onze heures du soir, l'enfant se remet à cracher de nouveau un peu de sang, puis est pris d'un vomissement aussi abondant et de même nature que celui du premier jour.

On arrête l'écoulement. Une petite eschare se trouvait encore à gauche. Mais très rapidement l'enfant vomit du sang pur et est difficilement tenu éveillé.

Le lendemain l'eschare est définitivement tombée.

Dans cette observation, nous voyons que le vomissement sanglant s'est fait, comme presque toujours, dans les heures qui ont suivi l'opération; mais ce qui est particulier, c'est qu'il s'est aussi présenté

(1) Noquet. *Société française d'otologie et de laryngologie*, 1888.
(2) Moure, travail cité.

au neuvième jour, comme manifestation d'une hémorragie secondaire.

La syncope est, comme nous l'avons dit plus haut, fréquemment la cause de survie dans les grandes hémorragies quelle qu'en soit la nature et qu'elles soient primitives, retardées ou secondaires. Il en est ainsi dans une amygdalotomie rapportée par Bourak (1).

L'enfant âgé de quatre ans, très anémique, est opéré avec une hémorragie insignifiante. Cinq heures après l'intervention, à la suite d'un mouvement brusque, vomissements de caillots sanguins, puis sang pur, provenant du pilier postérieur. Compression au doigt, arrêt de l'écoulement; on enlève le doigt. Les crachats de sang recommencent, et l'enfant a une syncope d'une minute. Le malade reprend ses sens et l'hémorragie n'a pas reparu.

c) Hémorragies secondaires :

L'opéré a saigné modérément, parfois même à peine, ou d'autres fois il a eu une hémorragie primitive plus ou moins grave mais qui s'est fort heureusement arrêtée. L'opérateur inquiet a surveillé attentivement le malade, a été tenu régulièrement au courant de la période post-opératoire, et déjà on a pu croire tout danger écarté, lorsque survient brusquement, du troisième au cinquième jour en moyenne, une abondante amygdalorragie. Elle se produit parfois au moment d'un effort, d'un éclat de rire. Quelques fois même elle a pu apparaître dans le sommeil, le début passant inaperçu : le malade est alors terrifié de voir les draps souillés de sang et de constater qu'il le vomit abondamment, à pleine bouche (2).

Cette complication est rarement plus précoce (deuxième jour) mais peut se produire à une échéance plus lointaine, fréquemment au sixième jour, au septième et même au treizième jour (Burak). Elle est d'ordinaire abondante, assez rebelle dans son traitement, pouvant aboutir à la mort en peu d'heures sous l'influence d'hémorragies répétées.

Cet écoulement de sang, indépendamment des causes précédemment indiquées, est provoqué soit par le décollement d'un caillot, soit par une infection, parfois celle-ci favorisant celui-là.

Un enfant de dix ans (3) est opéré à l'amygdalotome de Mackenzie. Ce n'est que le quatrième jour que la mère apprit que l'enfant avait saigné toute la nuit, inondant les draps et sa chemise de nuit.

L'opérateur ne trouve rien; ordonne de la glace après avoir touché la surface saignante avec la solution de Monsel.

(1) Bourak. Complications après l'ablation des amygd. et des adén. *Vratch. Gazeta*, Saint-Pétersbourg, 1910, n° 30, p. 885-888.

(2) Bottome. Report of a case of secondary hemorrhage following tonsillotomy, *Med. Rec. N.-Y.*, II. August. 29, 1896, p. 316.

(3) Richmond Mackinney. *N.-Y. M. J.*, 1903. LXXVIII, p. 1233.

La nuit suivante, nouvelle hémorragie qui est moins abondante et cède à la glace.

Tous les instruments ont pu provoquer des hémorragies secondaires, et à ce point de vue il est curieux de noter que le feu n'est pas privilégié. On comprend fort bien qu'il puisse empêcher un écoulement sanguin primitif par coagulation des tissus, mais qu'il ne puisse éviter celui qui arrive secondairement, l'eschare, dans ces cas, étant plus volumineuse qu'à froid. L'anse galvanique en effet, préconisée pour éviter l'hémorragie immédiate, expose à de très graves hémorragies secondaires (un cas de Broeckaert, *in Belgique médicale,* vol. I, n° 20); sept jours après l'ablation de deux amygdales hypertrophiées. A la suite de l'ignipuncture, Moure (1) a eu une perte de sang assez considérable, survenant au huitième jour, à la chute de l'eschare chez un jeune homme de dix-neuf ans.

Traitement des hémorragies :

Nous allons maintenant envisager la conduite à tenir pour éviter ces hémorragies et ensuite nous étudierons le traitement curateur de l'hémorragie confirmée.

I. — Prophylaxie :

Il est un certain nombre de conseils qu'il est bon de suivre et que Rabé a mis en lumière dans un récent travail.

Tout d'abord, *ne jamais opérer un malade en poussée d'amygdalite aiguë.* Ceci n'est pas une acquisition de la chirurgie moderne puisque déjà Albucasis conseillait de n'opérer que « lorsque la tumeur est de couleur blanche, qu'elle est ronde, et que d'ailleurs la racine en est petite; car si la racine en est grande, il y a fort à craindre un écoulement de sang, qui est souvent arrivé dans ce cas-là et qui a causé beaucoup d'embarras s'il n'était même pas dangereux ». (2) Et cette opinion est partagée par Brunus de Padoue (1251) qui défend la section des amygdales lorsqu'elles sont de couleur rouge, c'est-à-dire enflammées. On opérera donc dans l'intervalle des crises *à froid* comme nous disons actuellement, comme l'avaient si justement vu les anciens, comme M. de Saint-Germain se plaisait à le répéter (1875).

De plus on n'opérera jamais pendant les huit jours qui précèdent et les huit jours qui suivent les règles. Tous les viscères sont congestionnés pendant la période cataméniale; en outre certains auteurs estiment que la sécrétion interne de l'ovaire semble jeter à ce moment dans le torrent circulatoire des principes vaso-dilatateurs (Rabé).

On redoublera de précaution chez les adultes, surtout chez ceux dont les amygdales ont été cautérisées (galvano-cautère, attouche-

(1) E. J. Moure. *Revue de laryngol., otol. et rhinol.* Paris, 5 déc. 1890, p. 777-788

(2) *Histoire de la médecine,* de Freund.

ments à l'iode ou nitrate d'argent). On sait en effet que les tonsilles deviennent fibreuses avec l'âge, principalement après de fréquentes amygdalites. On pourra, dans ces cas, se comporter comme si l'on était en présence d'un *hémophile :* dans ces derniers temps, en effet, on a préconisé l'injection préventive de sérum normal de cheval, ou à son défaut, de sérum antidiphtérique. Nous donnerons des détails sur cette importante prophylaxie lorsque nous indiquerons la technique opératoire à employer dans les opérations qui nous occupent.

Bien entendu, on évitera avec soin de sectionner et de blesser les tissus voisins au cours de l'intervention. Nous ne reviendrons pas sur le danger de moucher l'un des piliers, et nous rappellerons qu'aucun procédé opératoire ne met, à coup sûr, à l'abri de l'hémorragie.

On se souviendra aussi des conseils de Chassaignac : « L'hémorragie apparaît surtout quand la circulation veineuse de la face est gênée, quand la respiration se fait incomplètement. » C'est ainsi que ce grand chirurgien a pu incriminer avec raison la striction du cou par un col de militaire (un cas), etc.

II. — Traitement de l'hémorragie déclarée :

Procédés médicaux : *a*) *Si le sang gicle d'une artériole* béante, on peut l'arrêter par une pince à forcipressure que l'on doit laisser en place un certain temps en évitant d'user de la torsion. Ce procédé a été efficace dans deux cas de Rabé (1). Il est excellent et facile à mettre en œuvre quand il s'agit de la blessure d'un pilier ou du voile du palais; mais il est beaucoup plus difficile pour une artériole du fond de la loge, par exemple dans l'hémorragie secondaire qui suit la chute prématurée de la membrane de cicatrice et la désagrégation consécutive du caillot oblitérateur du vaisseau. On se hâtera d'autant plus d'intervenir que l'on sera en présence d'un sujet plus âgé, car ce n'est que chez l'enfant qu'une telle hémorragie (immédiate) est susceptible de s'arrêter spontanément au bout de quelques minutes, par contraction de la paroi vasculaire riche en fibres musculaires.

Cette remarque importante était connue de Demarquay (2). Il prétendait en effet qu'après de nombreuses amygdalites — et c'est le cas de la plupart des adultes qu'on amygdalotomise, — quand la glande est très dure, très hypertrophiée, les vaisseaux participent à l'hypertrophie, et lorsqu'on les coupe très près de leur entrée dans l'amygdale, on s'expose à de sérieuses hémorragies.

b) *S'il s'agit d'une hémorragie en nappe,* d'origine veineuse, on administrera sans plus tarder de la *glace* intùs et extra. L'adulte se gargarisera en outre d'heure en heure avec un mélange *aâ* d'eau froide et d'eau oxygénée neutre à 12 vol.

---

(1) Rabé. *Bullet. d'oto-rhino, etc.* Paris, 1912, xv, p. 59-73.
(2) *Gaz. hôp.*, 1869, p. 57.

Gouguenheim (1) n'attendait pas la complication, il cherchait à la prévenir, estimant que la première précaution de toutes est l'hémostase immédiate : il faut faire prendre de la glace à l'opéré, immédiatement après l'amygdalotomie pendant un quart d'heure, une demi-heure. Il faut bien recommander au malade de ne pas sucer la glace, mais de l'avaler en tout petits morceaux. On comprend qu'avec cette précaution, on puisse produire une véritable congélation du pharynx, et par suite une sérieuse hémostase.

« Chez les enfants on leur fait ouvrir la bouche et tirer la langue, puis on projette au fond de la gorge de petits morceaux de glace, comme si on lançait des noyaux de cerise. L'enfant est forcé d'avaler. »

La glace a pu paraître à certains auteurs un merveilleux hémostatique. C'est ainsi que Broca rapporte un arrêt facile d'amygdalorragie immédiate chez un marchand de vins de la rue de la Huchette (2), prétendu hémophile.

Il sera bon de mettre un collier de glace dans une bande de flanelle fixée autour du cou.

On pourra utiliser l'antipyrine, ferripyrine, l'azotate d'argent au 1/10 en badigeonnages. Mais l'eau oxygénée est certainement préférable. La cocaïne et l'adrénaline sont rejetées par beaucoup d'auteurs en raison de la vaso-dilatation secondaire que ces solutions provoquent (Delagénière a arrêté par un badigeonnage d'adrénaline une hémorragie amygdalienne — communication écrite).

On pourra recourir aussi, au badigeonnage de la région saignante avec du sérum d'animaux neufs ou préparés : par exemple avec l'hémostyl qui provoque une vaso-constriction des petits vaisseaux.

En cas d'insuccès, on aura recours au bouton du galvano-cautère, ou mieux à la pointe recourbée du thermo-cautère chauffée au rouge sombre et qu'on passe et repasse légèrement sur la plaie du moignon qui saigne. En 1864, Guersant (3), tout en remarquant que les enfants saignent d'ordinaire peu, a recouru plusieurs fois chez l'adulte, au fer rougi à blanc (4).

Si l'hémorragie est rebelle à tous ces modes de traitement, on fera la *compression avec l'index,* le pouce prenant appui sous l'angle de la mâchoire; ou mieux on pressera avec le doigt sur un bourdonnet d'ouate imbibée d'eau oxygénée, ce qui est plus supportable et moins fatigant.

La compression idéale du point saignant se fait évidemment avec un *compresseur amygdalien.* Félix Hatin (5), en 1847, pratiquant

(1) In thèse Désiré.

(2) Mary. Thèse, Paris, 1875, p. 24.

(3) *Notices sur la chirurgie des enfants.*

(4) De même Blandin arrête une hémorr. par le fer rouge. *Gazette des hôpit.* 1847, p. 525.

(5) *Arch. gén. de méd.*, 1847, 4e série, t. XVI, p. 116.

l'amygdalotomie avec l'instrument de Fahnestock eut à combattre une hémorragie tellement considérable que la syncope survint. Tous les moyens ayant échoué, avant de se décider à avoir recours au fer rouge, il imagina de comprimer directement la plaie à l'aide d'une pince longue dont les deux extrémités furent préalablement garnies de rondelles d'agaric. Cela fait, il introduisit une des branches dans la bouche et l'appliqua sur la surface saignante; l'autre branche fut placée sur la face cutanée de la joue, et maintenant les anneaux rapprochés à l'aide d'un fil, on suspendit l'écoulement du sang.

On voit relaté un cas semblable dans le *Bulletin général de thérapeutique* (1): « L'écoulement du sang était tellement abondant qu'il nous suggéra immédiatement l'idée d'aller comprimer avec l'index la surface saignante. Nous cherchions le moyen le plus simple de remplacer l'action de notre doigt, lorsque notre vue tomba sur de petites pincettes à feu, que l'on nomme vergettes... Nous fîmes entourer d'amadou l'une des plaques qui les terminent (pour la surface saignante)...; la branche opposée vint prendre son appui en arrière de l'angle de la mâchoire dont le vide fut comblé avec une compresse pliée en plusieurs doubles. Pour maintenir la compression il suffit de jeter, autour des tiges de la pincette, un cordon... »

Fabre (2) rapporte un cas dans lequel tous les moyens échouèrent sauf la compression à l'aide d'une pince analogue à celle dont on se sert pour prendre le sucre.

Actuellement, à l'étranger, on réalise le tamponnement à demeure à l'aide de la pince hémostatique pour amygdales de Mickulicz-Stoerk; en France on se sert surtout du *compresseur* de Doyen d'une grande simplicité et qui se serre comme une pince hémostatique, ou bien de celui de Bosviel qui laisse la langue libre (3), et que Hélot a été le premier à employer pour une hémorragie amygdalienne (4).

« Tout d'abord, s'il est possible, sérieux badigeonnage de la base de la langue et des fossettes glosso-épiglottiques, suivant le procédé de Fournié, pour calmer le réflexe nauséeux; puis admettons que nous ayons affaire à l'amygdale gauche. Saisissant le compresseur de la main gauche au niveau de l'articulation, pouce en dessous et les quatre autres doigts en dessus, maintenant la branche externe de la main droite, les doigts fixés à l'anneau, je fais tirer le plus possible, hors de la bouche et du côté sain, la langue du malade soit par lui, soit par un aide, et le champ opératoire dégagé par cette manœuvre, j'introduis d'un seul coup et jusqu'au fond la branche

(1) T. XLI, p. 355.
(2) *Gaz. hôp.*, 1857, p. 570.
(3) *Soc. par. de laryng.*, 10 déc. 1909 : compresseur amygdalien.
(4) *Rev. méd. de Norm.*. Rouen 1910, p. 357-365.

interne jusqu'à ce que la pelote compressive disparaisse entre les deux piliers. En même temps, ma main droite, qui n'a pas lâché l'anneau, assujettit celui-ci autour de l'angle du maxillaire, et par des mouvements conjugués des deux mains dispose l'appareil de telle sorte que celui-ci étant déjeté suffisamment en dehors, la langue conserve l'entière liberté de ses mouvements. On peut alors serrer la vis de rappel autant qu'on le juge utile. La pelote creuse est naturellement remplie de coton ou de gaze hémostatique, et si la pression de l'anneau autour de l'angle du maxillaire est trop douloureuse on peut appliquer au-dessous une certaine épaisseur d'ouate en guise de protection. » (Bosviel.)

La pelote creuse peut être emplie d'ouate imprégnée d'eau oxygénée, d'une solution d'antipyrine (perchlorure de fer dans le cas de Hélot), ou même on peut se servir d'une petite boule ronde assez épaisse de fibres de penghaware djambi, que l'on doit avoir fait stériliser auparavant.

Mais le compresseur, comme le doigt, provoque souvent au bout d'un certain temps des symptômes de réaction locale ou réflexe (douleurs, spasmes du pharynx, nausées, vomissements, mouvements de déglutition). Si bien que l'on se voit souvent contraint de cesser la compression. Au cours de l'exécution du tamponnement, si l'hémorragie se montre rebelle, on pourra parallèlement employer le procédé de Gensoul (1) : « Chaque fois que ce chirurgien, après avoir réséqué les amygdales, a vu une hémorragie un peu forte se déclarer, il a exercé aussitôt pendant quelque temps une pression sur une des carotides ou sur les deux à la fois ; et toujours la perte de sang a été suspendue d'une manière presque subite (2). » pour pratiquer cette compression de la carotide primitive, on affaisse l'artère sur le plan résistant de la colonne vertébrale, à peu près à la hauteur de l'arc antérieur du cartilage cricoïde. L'effet est immédiat, mais l'hémorragie peut reparaître aussitôt la compression supprimée. Doyen a imaginé un compresseur carotidien bilatéral.

A la suite des injections de sérum de cheval normal, on observe d'abord une vaso-constriction passagère des petits vaisseaux. Le sérum provoque en outre une destruction des éléments figurés du sang, surtout des globules blancs ; cette destruction met en liberté une quantité considérable de fibrine-ferment qui augmente le pouvoir de coagulation. Ainsi se trouvent réalisées toutes les conditions favorables à la production du caillot hémostatique.

Aussi, ces injections ont été préconisées dans les états hémorra-

(1) Miquel. *Bulletin gén. de thérapeutique*, 1845, p. 402.

(2) On se rappellera aussi le procédé de Monod (*Soc. de chirurgie*, 27 sept. 1848) : faire ouvrir largement la bouche ; la respiration est rendue alors plus facile et la circulation veineuse favorisée dans les gros troncs du cou.

giques graves. On pourra avoir recours au sérum de cheval normal en injection ou bien à l'hémostyl à la dose de 10 ou 20 cc. en ingestion, exceptionnellement en injection sous-cutanée à la même dose dans les cas graves; à défaut de ces produits on peut se servir de sérum de Roux frais (20-30-40 gr.) en injection. Rabé connaît deux cas dans lesquels le sérum de Roux injecté a arrêté immédiatement l'hémorragie; dans un autre, un tamponnement pratiqué avec un bourdonnet d'ouate imbibé de sérum antidiphtérique a provoqué aussitôt la formation d'un caillot oblitérateur.

Il convient de rapprocher de la sérothérapie hémostatique le sang de lièvre séché et pulvérisé qui aurait donné satisfaction à Hicguet père.

PROCÉDÉS CHIRURGICAUX : Nous ne ferons que signaler le procédé de Burkhardt (1) qui consiste, lorsque tout s'est montré inefficace, à faire une incision externe et à aller sur l'amygdale arrêter l'hémorragie.

Les autres procédés chirurgicaux que l'on pourra mettre en œuvre sont au nombre de quatre :

1° *Pincement des piliers avec une pince de Museux ou de Péan :* Avec une telle pince on saisit le pilier antérieur, puis le postérieur avec une autre; on les rapproche, puis une troisième les serre de manière qu'elle embrasse toute leur largeur. Il sera bon d'affronter les piliers de la même façon à un ou deux centimètres au-dessous du point où la première pince a été fixée.

Ce procédé doit être particulièrement douloureux. On a proposé des agrafes de Michel spéciales.

2° *Suture et tamponnement des piliers :* C'est Baum qui les a le premier employés, mais c'est certainement Escat qui les a le mieux étudiés et en a donné une excellente technique. Cet auteur se rendit ainsi maître d'une hémorragie amygdalienne particulièrement grave, chez un obèse, l'opération ayant été pratiquée avec une pince de Ruault à mors tranchants.La compression au tampon,la ligature furent tentées sans succès; le compresseur de Ricord dut être abandonné à cause de la douleur. C'est alors que « je pris (2) un porte-aiguille qui me sert pour la staphylorraphie et je réussis à faire passer une grosse aiguille courbe, pourvue d'un cordonnet de soie, d'arrière en avant et d'un seul coup à travers les deux piliers, à un centimètre au-dessous de la fossette supra-tonsillaire, et je nouai les deux chefs ».

Nouvelle ligature, deux centimètres au-dessous, les deux piliers étant transfixés isolément.

---

(1) Burkhardt. O. : Zur Operativen therapie bedrohlicher Blutungen nach tonsillotomie. *Journal of the amer. med. assoc.* August 1, 1903, p, 344.

(2) E. Escat. *Rev. hebd. de laryng.*, etc. Bordeaux, 1902, II, p. 381-385.

L'hémorragie continuait et ne s'arrêta d'une manière définitive que lorsqu'un tampon cylindrique d'ouate de la longueur et du diamètre du petit doigt fut alors engagé avec une pince à pansement naso-pharyngien dans la fossette sus-amygdalienne au-dessus de la suture supérieure des piliers; Escat l'enfonça profondément dans la loge en le tassant de plus en plus et fit ressortir son bout inférieur au-dessous de la suture la plus basse, et l'hémorragie qui avait duré quatre heures cessa.

Ce procédé est relativement difficultueux, douloureux à supporter; dans les heures qui suivent, un œdème de la luette et des piliers apparaît et une dysphagie parfois pénible peut survenir. On enlève le tampon au bout de 24 heures (1).

3° *Le procédé transpariétal :* A été employé deux fois par Helferich. Il consiste à prendre une longue aiguille à stopper armée d'un fil et à traverser l'amygdale, dans la région qui saigne, en passant par la bouche. On enfonce l'aiguille dans la paroi du cou, de dedans en dehors, en la faisant sortir au dehors à l'endroit qui est marqué par la pression du doigt externe derrière l'angle du maxillaire. On a attaché au préalable un épais tampon de coton iodoformé au bout du fil intérieur et ce dernier est pressé contre la tonsille par une traction externe sur le fil qui a traversé toute la paroi à la suite de l'aiguille.

Le fil est attaché au dehors sur un tube de caoutchouc, de manière qu'il ne remonte pas dans la bouche et que la compression soit constante et efficace (2).

Ce procédé simple peut être employé quand d'autres moyens ont échoué ou bien lorsqu'on ne possède pas d'instrumentation pour tenter les techniques classiques et usuelles.

4° *Le tamponnement hémostatique du pharynx* : Consiste à tamponner le pharynx à la gaze autour d'une sonde en gomme, engagée dans l'œsophage pour assurer l'alimentation, et d'un tube métallique spécial engagé dans le larynx pour assurer la respiration. Ce procédé sera la ressource ultime et paraît efficace.

Nous n'insisterons pas sur les ligatures carotidiennes : Chevalier Jackson a dû lier six fois la carotide interne. Marschik a lié dans un cas la carotide externe droite et la malade a guéri (3). De son côté Boezio-Piergili rapporte une observation dans laquelle l'opéré

---

(1) Le procédé d'Escat a été utilisé par Tennyson Smith et Harold S. Barwell (*Lancet*, London, 1910, p. 1083), et Gilpatrick dans trois cas personnels (*Bost. M. and S. J.*, july, 1910, p. 87) : ainsi que Barns (1 cas. *Bost. M. and S. J.*, jan. 1911 p. 119.

(2) Nettebrock (Hans) *Zur Casuistik der Blutungen nach ihre Tonsillotomie und ihre Behandlung*. 1906. thèse Kiel, méd.

(3) *Monatsschr. f. Ohrenheilk.*, 1910, n° 6, p. 7.

eut des hémorragies tellement abondantes pendant cinq jours qu'on dut faire la ligature de la carotide primitive. Mais on n'oubliera pas que « dans les hémorragies graves, la ligature de la carotide primitive a presque toujours échoué... pour ne s'arrêter qu'au moment de la syncope... L'existence de l'hexagone de Willis l'explique ». (Thèse Désiré.)

Fuller, dans un cas d'hémorragie abondante primitive retardée chez un homme de vingt-cinq ans, en désespoir de cause, lia la carotide interne, 14 heures après le début de l'hémorragie. Celle-ci ne s'arrêta qu'à la vingt-deuxième heure et seulement après une douche d'eau très chaude.

En résumé, en présence d'une hémorragie amygdalienne, on devra avoir recours successivement aux moyens suivants :

1° Hémostatiques locaux....... { glace
eau oxygénée
antipyrine
sérums de cheval

2° Essayer de pincer le vaisseau qui saigne.

3° Si l'on ne réussit pas, procéder à la compression locale au doigt pendant quelques minutes.

4° Si l'hémorragie reparaît encore, procéder sans plus tarder à une injection de 20 à 40 cc. de sérum de cheval frais, d'hémostyl ou bien de sérum de Roux.

5° Parallèlement, pratiquer la compression instrumentale.

6° Si malgré tout l'hémorragie continue, pratiquer la suture des piliers, ou bien en désespoir de cause, quand on est mal outillé, employer le procédé transpariétal (le tamponnement du pharynx, à notre connaissance, n'a jamais été fait).

2° Complications infectieuses

En nous occupant des complications infectieuses consécutives à l'amygdalotomie, nous pénétrons dans l'un des chapitres les plus intéressants de la question. Elles sont extrêmement variées, extrêmement nombreuses aussi ces infections qu'un grand nombre d'auteurs ont rattachées à l'opération. Nous ferons remarquer, avant d'aller plus loin, que s'il est indiscutable de voir un rapport de cause à effet entre la chute dans les bronches de fragments coupés et un abcès enkysté que la bronchoscopie peut atteindre, il n'en est pas toujours ainsi, et l'on a peut-être classé dans le même groupe les affections les plus diverses, celles dont l'éclosion était vraisemblablement une pure coïncidence.

Pour la commodité de la description, nous envisagerons d'abord les complications infectieuses à manifestations surtout générales, et ensuite les infections qui, bien que retentissant sur l'état général tout entier, se présentent à nous d'emblée avec une symptomatologie à prédominance locale.

COMPLICATIONS INFECTIEUSES

A manifestations surtout générales	La fièvre	La fièvre du soir et l'hyperpyrexie.
	La septicémie et la pyohémie.	
	La scarlatine et les rashs.	
	Les polyarthrites rhumatismales.	
Les infections amygdaliennes	Les angines.	
	L'angine diphtérique.	
	Abcès périamygdaliens.	
Les infections ganglionnaires et lymphatiques	Adéno-phlegmons.	
	Torticolis, etc.	
Les complications cérébrales.		
Les infections pleuro-pulmonaires	Pneumonie.	
	Broncho-pneumonies.	
	Abcès du poumon.	
	Pleurésies.	
Complications infectieuses diverses	L'œdème laryngé.	
	L'érysipèle.	

La fièvre du soir : Il est assez habituel d'observer une légère ascension thermique le soir de l'intervention, et même le lendemain et le surlendemain, principalement, d'après certains auteurs, lorsqu'on a fait usage d'un anesthésique général : « Cela s'explique par le fait que la narcose entraîne fréquemment la déglutition d'une certaine quantité de sang, suivie d'un léger état catarrhal des voies digestives. » (1) Cette légère élévation de température se rencontrerait, d'après le même auteur, dans la moitié des cas au moins.

Nous allons parler maintenant d'une complication autrement grave, mais aussi très rare, désignée par un symptôme net et saillant qui ne préjuge en rien de la pathogénie : c'est l'*hyperpyrexie.*

Sous ce nom l'on entend un syndrome caractérisé par un état général grave, avec une température élevée, le tout survenant brusquement, sans cause connue, et se terminant presque toujours par la mort.

Wishart en rapporte un cas intéressant (2).

Il s'agissait d'une jeune fille de dix-huit ans, ne présentant à l'examen que de volumineuses amygdales et végétations adénoïdes. Les amygdales étaient légèrement enflammées, enduites de sécrétion, et les cryptes emplies de détritus caséeux. Anesthésie générale. Très peu de temps après l'opération (deux heures environ) la température monte à 41°6, la région opérée est œdémateuse, et la mort survient douze heures après l'opération.

M. Richardson, de Washington, qui nous a fort aimablement communiqué son excellent travail, a eu une désagréable observation analogue.

---

(1) C. Breyre. *Le Scalpel*, Liége, 1910, II, p. 61-62-63.
(2) Wishart. *Medical Chronicle*, Manchester, july 1911, p. 212.

Un enfant de quatre ans est amené à la salle d'opération avec une température de 37°4 (99°4 F.). L'opérateur refuse d'intervenir, mais devant l'insistance des parents, il procède à l'opération. Celle-ci fut remarquablement facile et presque sans hémorragie, et l'enfant fut immédiatement transporté dans sa chambre dans de bonnes conditions.

A quatre heures de l'après-midi la température était de 38°8 et à dix heures du soir de 41°7. Une heure après l'enfant mourait sans qu'aucun traitement ait pu arrêter la marche ascendante de la température.

L'autopsie faite le lendemain ne montra rien de particulier.

La septicémie et la pyohémie : Il paraît étrange pour un certain nombre d'auteurs que les cas de septicémie grave soient aussi rares qu'ils le sont, d'autant plus que l'intervention crée des plaies largement ouvertes baignant constamment dans un milieu abondamment septique.

Dean (1) rapporte trois cas de septicémie consécutive à l'amygdalectomie : dans l'un d'eux, la mort survint; dans un autre, la septicémie se termina par une localisation gangréneuse sur les muscles du cou.

Ballinger (2) rapporte deux cas de septicémie streptococcique; Dean (3) relate aussi deux observations de sévère septicémie. La pyohémie par phlébite des sinus péri-pharyngiens a aussi été signalée (4).

La scarlatine et les rashs : D'ordinaire on se trouve au deuxième ou troisième jour après l'opération. lorsque brusquement, en bonne santé apparente, l'enfant est pris de *vomissements* abondants, alimentaires d'abord, puis bilieux. En même temps, caractère important, le *pouls* est plein, rapide, d'emblée à 120, 140 ou même davantage. La température monte dès les premiers instants à 40°, la soif est vive, la céphalée violente. et le malade se plaint d'une douleur qui siège à l'isthme du gosier, s'exagérant au moment de la déglutition et irradiant jusqu'aux oreilles.

En même temps que la fièvre apparaît, la face se congestionne, la peau présente à la main une désagréable « chaleur âcre et mordicante », suivant l'expression des anciens auteurs.

Les grands enfants ont du délire, les plus jeunes des convulsions. Lorsqu'on examine la gorge on remarque un enduit pultacé au niveau des moignons amygdaliens; la langue recouverte d'un enduit saburral est déjà rouge à la pointe et sur les bords, les papilles sont rouges et hypertrophiées. Il n'y a pas de diarrhée et la constipation est rare.

Déjà ce tableau fait penser à une grande pyrexie : la *fréquence des vomissements* et *l'absence de toux* doivent faire songer à la

(1) *Laryngoscope*. july 1910, p. 738.
(2) *Diseases of Nose, Throat and Ear*, p. 416.
(3) *California State Journal of medicine*, 1909, p. 92.
(4) Max Lévy. *Zeits. f. Laryng*.... Band v, Heft 2.

scarlatine, que l'on pourra presque sûrement affirmer s'il vient s'y ajouter l'un des symptômes précédemment étudiés, et en particulier, *la rapidité du pouls.*

Mais voici qu'au bout de quelques heures, vingt-quatre en moyenne, apparaît l'éruption. Celle-ci débute d'ordinaire à la partie supérieure du tronc ou à la racine des membres. De là elle gagne le cou, la face, les membres et en dernier lieu les mains et les pieds, et si l'éruption du début est passée inaperçue, on peut la retrouver encore sur les bras ou les cuisses, principalement aux plis de flexion.

Au début, l'éruption est constituée par un pointillé rouge, formé de très petites taches qui donnent à la peau un aspect moucheté; mais ces taches ne reposent pas longtemps sur une peau saine normale. Bientôt la rougeur diffuse s'étale, prend un aspect uniforme et envahit toute la peau; la teinte est d'abord rosée, puis rouge écarlate et parfois rouge framboisé, mais pendant quelques heures, le pointillé du début se détache en rouge plus vif. Si l'on fait des stries avec l'ongle sur la partie rouge de la peau d'un scarlatineux, on voit après quelques secondes apparaître deux raies blanches, une de chaque côté d'un fin liséré rouge : c'est la raie scarlatineuse de Borsieri.

A la face, le nez, les lèvres, le menton, remarquablement pâles, tranchent sur le reste du visage : « ...Vergetée d'un rouge très vif en quelques places à côté de traînées blanches, la peau de la face semble porter l'empreinte de doigts qui l'auraient vigoureusement souffletée; de plus la peau est tuméfiée, et cette tuméfaction est également notable aux mains et aux pieds... Ce gonflement doit être soigneusement distingué de celui qui appartient au rhumatisme scarlatineux. » (Trousseau.)

Si l'on examine la gorge du petit malade, au début de l'éruption, on constate la présence d'un énanthème sous forme d'une rougeur uniforme rouge vif, puis framboisé, occupant le voile du palais, les piliers, les fosses amygdaliennes. « L'aspect de la langue, dit Trousseau, est tellement spécifique, qu'à lui seul il peut suffire à faire reconnaître la maladie. » Avec l'éruption, la rougeur augmente d'intensité, envahit toute la langue à mesure que l'enduit saburral disparaît complètement. Toute la langue est alors d'un rouge écarlate; elle est tuméfiée et la saillie considérable de ses papilles donne à sa surface l'aspect d'une framboise.

Nous n'insisterons pas sur les autres périodes de la maladie, dont la description ne nous serait d'aucun secours pour la discussion des faits et l'interprétation de leur origine.

C'est calquées sur ce shéma type que se présentent à nous les scarlatines survenant à la suite de l'amygdalotomie. Un certain nombre d'auteurs rejettent l'existence de scarlatines chirurgicales, remarquant que bien des érythèmes infectieux sont scarlatiniformes et que leur diagnostic est difficile. On a même pu dire que ces affections, en admettant qu'elles fussent bien des scarlatines, n'étaient pas imputables à l'opération puisque, dans la majorité des cas, elles apparaissent dans les deux ou trois jours qui suivent l'intervention. Il est, en effet, fort bien établi que l'incubation de cette maladie infectieuse est de quatre à cinq jours, mais Trousseau, puis Sevestre ont cité des cas indiscutables où l'affection apparut moins de 24 heures après le contage. La scarlatine chirurgicale s'explique facilement si l'on admet qu'il existe des porteurs de virus scarlatineux, chez lesquels le traumatisme, l'intervention jouent le rôle de cause occasionnelle.

Un enfant (1) de six ans et demi, sans signe d'inflammation aiguë est amygdalo-adénectomisé sous anesthésie au bromure d'éthyle; une abondante hémorragie survient. La deuxième nuit suivante, on fait appeler l'opérateur qui constate une rougeur scarlatiniforme des téguments. Le lendemain, les amygdales sont recouvertes de l'escarre blanchâtre bien connue, l'haleine est fétide, le facies légèrement cyanosé. La gorge présentait l'énanthème scarlatineux typique et l'exanthème était non moins net.

Un abattement très marqué succéda à une violente agitation nocturne. Le pouls était rapide, la température voisine de 41°. Quarante-huit heures après, le professeur Schiffers, en consultation, ordonne de la quinine à dose antithermique, et le soir la température tombe à 37°5, le pouls est dépressible, et la mort survient au matin suivant, dans l'hypothermie.

L'opérateur n'avait pas vu de scarlatineux depuis plusieurs mois, et l'enfant avait traversé en express une région infectée, le bassin de Seraing; l'incubation n'aurait donc duré que 48 heures environ, et il est permis de se demander si le choc opératoire n'a pas contribué à la raccourcir.

Le Play a vu également un cas de scarlatine post-opératoire.

Le rash de l'amygdalotomie est une complication rare, peut-être moins que la scarlatine chirurgicale. Il ne présente aucune gravité particulière, et apparaît d'ordinaire le deuxième ou le troisième jour qui suit l'opération. Il est tantôt érythémateux, tantôt présentant de petites élevures roses ou rouges, constituant le rash papuleux; tantôt enfin il s'agit d'un rash roséoliforme. Ordinairement il envahit le cou, la poitrine et l'abdomen, mais il peut s'étendre à la face et aux membres qu'il n'envahit d'ailleurs que secondairement.

La durée du rash est d'environ deux ou trois jours, rarement davantage (cinq jours et plus). Après un fastigium, d'ordinaire atteint le deuxième jour, il disparaît rapidement en desquamant dans

(1) C. Breyre. *Le Scalpel*, Liége, 1910-1911, p. 61-62-63.

certains cas, et parfois aussi en s'accompagnant de démangeaisons intenses.

Il est assez souvent suivi de malaise et de vomissements; la température peut atteindre 38°5, mais ordinairement ne dépasse pas 38°.

Wingrave (1) a rapporté 34 cas de rashs après l'intervention; dans chacun d'eux, l'examen du sang pratiqué dans la semaine qui suivait l'opération montra, sauf dans de rares exceptions, de la mononucléose. Forsyth (2) en rapporte plusieurs cas personnels et leur trouve les mêmes caractères que la scarlatine chirurgicale ou traumatique. Richardson eut quatre cas de rashs après la tonsillectomie.

POLYARTHRITES RHUMATISMALES : Le rhumatisme articulaire aigu, présentant ses caractères classiques, a été rarement signalé comme complication, ou mieux comme suite infectieuse de l'amygdalotomie (3).

LES INFECTIONS AMYGDALIENNES (*Angine, angine diphtérique, abcès périamygdalien*) : Il est curieux de noter la rareté des infections amygdaliennes après une opération qui laisse une plaie relativement énorme, située dans une cavité septique. Normalement il se forme une espèce d'enduit blanchâtre sur le moignon tonsillaire, enduit qui ne tarde pas à tomber et ne provoque pas de gêne de la déglutition.

Dans certains cas, il se fait une inflammation assez marquée de la région amygdalienne, inflammation pouvant œdématier les tissus avoisinants et envahir même le larynx.

La diphtérie post-opératoire a été signalée par bien des auteurs. De Saint-Germain paraît être le premier qui ait signalé des cas de diphtérie après l'amygdalotomie. Richardson pense que cette complication ne survient que chez les porteurs de bacilles, et pour cette raison il désirerait qu'il fût fait une culture des sécrétions amygdaliennes de tous les enfants qui sont préparés à subir une intervention sur la région.

Oswald Levenstein (4) rapporte plusieurs cas de diphtérie survenant dans les conditions qui nous intéressent; il remarque aussi que chez des sujets sains on peut rencontrer du bacille de Lœffler dans les sécrétions buccales et nasales.

Des abcès périamygdaliens ont été signalés consécutivement à l'amygdalotomie, et dans deux cas, ils ont occasionné de sérieuses hémorragies (5).

(1) *Lancet*, august 31 1902.
(2) *N.-Y. M. J.*, déc. 21 1901, p. 1144.
(3) Max Lévy. *Zeits. f. Lar.*, etc. Band v. Heft 2.
(4) *Aertzliche Sachverstændigen Zeitung*, n° 7, 1900.
(5) Weoblews. *Gazeta Lekarska*, n°s 7-8, 1903.

LES ADÉNO-PHLEGMONS : Dans certains cas, peu de temps après l'intervention, on constate que les ganglions de l'angle de la mâchoire sont engorgés, gros, modérément douloureux, mobiles, parfaitement isolés les uns des autres (1). Puis au bout de quelques jours tout rentre dans l'ordre : les ganglions diminuent de volume, ils sont complètement indolores et ne sont bientôt plus appréciables à la palpation.

Parfois cependant, au lieu de tendre vers la résolution, les ganglions ne présentent pas un contour net; ils paraissent s'étendre assez rapidement, le tissu cellulaire qui les environne ne tardant pas à réagir à son tour, et bientôt il n'existe plus qu'un plastron plus ou moins large, tendu, empâté, douloureux : l'adéno-phlegmon est constitué (2). L'infiltration du tissu cellulaire périganglionnaire peut être considérable, diffuser au loin, s'étendre de l'angle de la mâchoire à la mastoïde, mais c'est exceptionnel, aussi rare que les phlegmons rétro-pharyngiens. Huber a rapporté un cas d'abcès latéro-pharyngien survenant chez un enfant âgé de deux ans qui avait récemment souffert d'un abcès rétro-cervical grave.

LE TORTICOLIS : Ici nous entrons dans l'une des complications dont l'étiologie est le plus discutée. Les uns, avec Max Lévy, veulent y voir une myosite aiguë des muscles prévertébraux, laquelle donne par voie réflexe une contraction des antagonistes de la nuque. D'autres auteurs, avec Lindley Sewell, incriminent la compression du spinal par des ganglions cervicaux gros et infectés. D'autres enfin croient que l'on doit invoquer la blessure des muscles pharyngés. Nous pensons qu'il faut être éclectique, et que chacune de ces causes peut produire évidemment le torticolis post-opératoire, mais assez souvent plusieurs de ces circonstances étiologiques se trouvent réunies chez le même individu et concourent à provoquer cette complication, beaucoup plus fréquente d'ailleurs chez les adénectomisés.

D'ordinaire le torticolis débute le troisième jour (deux cas de Hedges of Plainfield); parfois il est accompagné de fièvre, d'engorgement ganglionnaire, mais d'autres fois, n'était une légère élévation thermique et un état saburral des voies digestives trahissant une légère infection, on pourrait croire qu'il débute chez un enfant en parfaite santé.

La durée du torticolis est, dans la majorité des cas, de quatre ou cinq semaines, rarement deux mois ou davantage. Dans tous les cas cette complication fut temporaire et ne laissa aucune trace à sa suite.

L'OEDÈME DU LARYNX : L'infiltration séreuse du larynx peut se

(1) Dans quatre cas Gronbeck eut une inflammation des ganglions cervicaux.
(2) Von Thost a cité des cas d'adénites suppurées.

rencontrer chez les brightiques, chez les affaiblis et les cachectiques; mais nulle part elle ne progresse avec plus de rapidité, elle n'affecte une marche aussi foudroyante que dans les œdèmes chirurgicaux qui se développent à la suite d'une plaie pénétrante du cou, d'une brûlure du larynx (eau bouillante, air surchauffé dans les incendies, déglutition d'ammoniaque, etc.) ou d'un corps étranger pointu enclavé dans la cavité laryngienne, ou après l'opération de l'amygdalotomie.

C'est d'ordinaire une dizaine d'heures après l'intervention que débute le drame laryngé. Très rapidement le malade a été pris d'une *sensation de corps étranger* fort pénible dans le pharynx et de gêne à la déglutition : c'est là le point important, le signe pathognomonique. A mesure que la sténose locale progresse, la *dyspnée* apparaît : c'est le tableau symptomatique du croup qui va se dérouler rapidement chez ce malade tout à l'heure bien portant. D'abord, stridor inspiratoire, ensuite aux deux temps de la respiration avec maximum à l'inspiration, tirage et enfin symptômes d'asphyxie. La dyspnée est sujette à des paroxysmes, à des accès de suffocation de quelques minutes, plus fréquents la nuit, séparés par des périodes de calme relatif, et de plus en plus rapprochés ensuite. Le malade, si l'on n'intervient pas, succombe dans un accès de suffocation souvent avec des convulsions généralisées; ou l'asphyxie devient progressive, et le patient meurt dans le coma. Dans quelques cas heureux, mais rares, le sujet a pu guérir, les accès diminuant de fréquence et d'intensité et la respiration se rétablissant peu à peu.

C'est Bouchacourt qui signala le premier cas de mort consécutif à un œdème du larynx à la suite de l'amygdalotomie (1): dans cette observation, il y eut une inflammation suraiguë de la partie restante de la tonsille, propagation au pharynx d'abord, au larynx ensuite. Voilà le mécanisme ordinaire.

Martin (2) (de Marseille) eut deux cas sensiblement analogues :

1° Dauphine (Madeleine), trente-six ans, 1839.

Le lendemain de l'opération gonflement considérable du cou: la respiration est très vite excessivement gênée; la déglutition particulièrement difficile.

On applique vingt sangsues immédiatement: puis vingt sangsues le soir; et progressivement le lendemain et le surlendemain le cou revient à son volume normal.

2° 1839. — Il s'agissait d'un militaire de vingt-cinq à trente ans, présentant une amygdalite chronique.

Le matin on procède à l'excision de l'amygdale et dès le soir même le cou est pris d'un gonflement œdémateux; la respiration devient laborieuse, l'inspiration est forte, l'expiration s'accompagne d'un sifflement

(1) Liégeois. *Dict. Dechambre.*
(2) Louis. *Op. cit.*, p. 133.

croupal; la face est violacée, le pouls petit et rapide et le malade meurt dans la nuit en hypothermie.

L'autopsie montra l'infiltration du tissu cellulaire du larynx.

Il est fort important de constater que dans ces observations le cou avait été pris d'un énorme gonflement œdémateux, le processus d'infiltration séreuse ne restant pas exclusivement localisé au larynx. Nous avons par ces observations une notion exacte de cette terrible complication, véritablement foudroyante, très grave d'emblée, causée par une infiltration gagnant de proche en proche, et conduisant fréquemment et rapidement à la mort. Les conditions d'asepsie sont vraisemblablement les seules causes à incriminer, car les circonstances dans lesquelles on opérait à cette époque étaient particulièrement défavorables : l'opéré était souvent en puissance d'amygdalite, et les instruments n'étaient point stérélisés.

Complications cérébrales : Elles sont heureusement rares, mais présentent une particulière gravité. Putnam et Wilcox rapportent chacun un cas de méningite purulente.

Dans presque tous les cas le tableau clinique est sensiblement le même : c'est celui de la méningite aiguë consécutive à une otite moyenne suppurée, c'est-à-dire la fièvre élevée, les vomissements abondants en fusée, la raideur de nuque, le Kernig, la céphalée et les troubles pupillaires, ceux de la respiration et du pouls.

Dean (1) note un cas de thrombo-sinusite cérébrale à la suite de l'amygdalotomie. De son côté, Max Lévy que nous avons déjà cité, rapporte une observation extrêmement instructive :

Il s'agissait d'un enfant de onze ans qui, quatre jours après l'amygdalotomie, présenta une otite gauche. Perforation naturelle. Onze jours après l'opération, la perforation étant sèche, la fièvre est élevée, la céphalée est violente. Six jours après, pendant une consultation, on constate que la température est à 38°, le pouls à 90; le signe de Kernig existe; le droit externe du côté droit est paralysé. Rien à la mastoïde. La ponction lombaire donne issue à un liquide sous pression légèrement trouble montrant à la culture une espèce pure de cocci qui ne sont pas des méningocoques.

Deux heures après la ponction, mort.

La nécropsie montre l'existence d'une méningite aiguë de la convexité du côté droit. L'antre et l'oreille moyenne sont sains.

On voit donc la gravité extrême de ces méningites aiguës, survenant comme complication de l'amygdalotomie, soit par l'intermédiaire d'une otite aiguë, soit dans certains cas à la faveur d'une septicémie disséminatrice des germes.

Complications pleuro-pulmonaires : Voici un enfant qui vient d'être amygdalotomisé. On l'a rapidement replacé dans son lit après

(1) *Laryngoscope*, july 1910, p. 738.

que l'opérateur eut constaté que l'hémorragie était insignifiante. Parfois, le soir même, le petit opéré est pris de frissons, en même temps que la température monte un peu, oscillant autour de 38°, comme c'est d'ailleurs fréquent, croyons-nous. Dans les cas bénins — nous voudrions dire normaux — les choses en restent là : à peine un petit peu de température, un état saburral du tube digestif avec une légère inappétence et de la constipation pendant deux ou trois jours, et tout rentre dans l'ordre.

Broncho-pneumonie : Dans d'autres cas, au contraire, la température monte chaque soir de quelques dixièmes de degré, présentant de grandes oscillations; l'état général est mauvais, et parfois on prononce le nom de granulie. Puis un beau jour, au cours de cette septicémie, de la dyspnée survient, progressive, intense, dramatique; la complication broncho-pulmonaire la plus fréquente, une broncho-pneumonie s'est localisée.

Mais il n'en est pas toujours ainsi, et c'est parfois en bonne santé apparente que se manifestent les complications infectieuses pleuro-pulmonaires. La température a été insignifiante ou n'a pas été prise, ou bien même, après avoir oscillé aux environs de 38° pendant un ou deux soirs, elle est revenue à la normale, et voilà que brusquement, brutalement même, le troisième ou le quatrième jour le plus souvent, la température s'élève, mais sans régularité, par oscillations capricieuses; le pouls s'accélère et devient d'autant plus rapide que l'enfant est plus jeune.

La dyspnée augmente progressivement et au début diminue ou disparaît pendant le repos ou le sommeil pour se confirmer dès qu'on dérange l'enfant. En même temps la toux apparaît ou devient plus fréquente, plus pénible; le visage pâlit davantage, les yeux se cernent, les lèvres sont légèrement bleutées, et malgré tout ce cortège dramatique, l'examen physique ne révèle que quelques râles de bronchite assez clairsemés.

Mais voici que les ailes du nez se contractent et se dilatent rapidement et fréquemment, la polypnée augmente et la dyspnée devient très vive, les signes fonctionnels et les symptômes généraux s'aggravent. Il arrive — et cela est assez fréquent — que ce tableau symptômatique s'atténue légèrement et l'enfant traverse une période de calme relatif bientôt suivie il est vrai au bout de quelques heures d'une reprise évidente. Et voilà la broncho-pneumonie confirmée.

La fièvre est irrégulière, mais élevée, le pouls rapide, la peau sèche et brûlante; la face est blafarde, les lèvres violacées, les yeux saillants, le visage angoissé, les ailes du nez battent rapidement et péniblement (ce qui est un excellent symptôme), traduisant l'augmentation de la dyspnée qui se révèle d'autre part par le tirage et qui peut aller jusqu'à l'orthopnée.

L'*inspection* révèle l'existence d'un tirage sus et sous-sternal plus ou moins net, et parfois aussi, lorsque l'atélectasie pulmonaire est très marquée, la tête est comme aspirée dans le thorax, présentant ce que notre maître Guinon a qualifié de mouvement de pompe. Les *signes physiques* ont pour caractères particuliers d'être à la fois variables, complexes et diffus. Tout d'abord, dans toute l'étendue des deux poumons, avec une prédominance marquée vers les bases, on entend des râles sibilants et muqueux, d'abord espacés, puis nombreux, serrés et plus fins et formant en arrière, au niveau de la base, un foyer circonscrit et fixe de râles sous-crépitants, à timbre plus ou moins éclatant. L'étendue de ce foyer est variable, car il s'étend et se resserre alternativement. Ces modifications sont dues à la mobilité des phénomènes congestifs dont le rôle est considérable. Tout peut se borner à ces phénomènes de catarrhe et le souffle peut manquer; ce n'est que si la confluence des noyaux hépatisés est suffisante, et s'ils sont assez superficiels, qu'on entend un souffle, mais léger, doux, lointain et voilé, comparable au souffle pleurétique. Au niveau de cette région soufflante, d'ordinaire très circonscrite, on trouve de la bronchophonie et du retentissement de la toux et de la voix. C'est dans ces cas seulement que la percussion décèle une zone d'ailleurs peu étendue de submatité, à la condition essentielle qu'on percute très légèrement.

Ces signes stéthoscopiques peuvent rester prédominants au niveau de la région primitivement atteinte; mais on peut les constater bientôt aussi de l'autre côté, la lésion apparaissant alors manifestement bilatérale et disséminée. C'est d'ailleurs l'apparition de ces îlots successifs qui produit les reprises ou recrudescences des signes généraux.

La pneumonie est fort rare après la seule amygdalotomie, et nous n'avons guère trouvé que les deux cas de pneumonies consécutives à une anesthésie à l'éther de Crocket, et l'observation de Richardson qui se termina par la mort. Bien plus fréquente, au contraire, après l'amygdalo-adénectomie, la pneumonie est une complication grave, présentant une évolution très particulière chez l'enfant. En raison de sa difficulté de diagnostic évidente en pathologie infantile, nous nous proposons de l'étudier dans l'adénoïdectomie.

R. Labbé a rapporté dans le *Journal de médecine interne* (10 juillet 1912) une observation de complication infectieuse très intéressante.

Enfant de sept ans, bien constitué, adénoïdien typique et adénoïdien héréditaire.

A l'âge de trois ans, il a subi l'adénoïdectomie qui a eu d'heureuses conséquences tant au point de vue fonctionnel qu'au point de vue du développement général.

Depuis un an, la bouche est constamment ouverte, la voix est pharyngienne, les amygdales sont grosses, *enchatonnées*, les pharyngites fréquentes.

L'opération est décidée. On tente quelque désinfection locale avec de l'huile résorcinée.

La veille de l'opération, les amygdales sont encore grosses et un peu rouges (*elles le sont constamment*), mais la température rectale est de 37°3.

Après anesthésie au kélène, un coup de curette unique sur l'amygdale pharyngée ramène un tout petit fragment; les deux amygdales sont enlevées au morceleur; la droite est purulente, l'enchatonnement accentué nécessite deux reprises successives sur chaque amygdale.

On pratique, bien entendu, les jours suivant l'opération, des lavages de la gorge et du nez à l'eau résorcinée faible.

Un symptôme cependant existe qui me préoccupe : *la fièvre*.

Celle-ci est apparue quelques heures après l'opération. Quatre heures après l'intervention, j'ai constaté de façon indiscutable 40° 8.

Mais j'ai rassuré la mère et j'ai cru à un phénomène simple de choc. Prend-on d'ordinaire la température d'un adénoïdectomisé à midi?

De fait la température redescend progressivement à 39° le soir, à 37° 8 le lendemain matin, à 37° 4 le surlendemain.

Mais la température remonte ensuite et l'enfant se met à tousser dès le troisième jour, dès le premier essai de lever.

La fièvre est constante et pendant treize jours elle dépassera 39° ou 40° chaque soir, ne descendant plus jamais au-dessous de 38°.

Une broncho-pneumonie s'est constituée, en même temps que l'hyperthermie, tenace, résiste absolument à tout : bains à 35° refroidis, bains chauds à 38°, électrargol (0,25 centigr. en trois injections en quarante-huit heures), sur les conseils de mon maître Ch. Leroux; puis deux lavements de sérum antistreptococcique de l'Institut Pasteur, à la dose de 20 cc. administrés à quatre jours d'intervalle, sur le conseil du docteur Thiroloix n'ont pas influencé la pyrexie.

La septicémie est terrifiante; la courbe rappelle tout à fait celle de la granulie; aussi le diagnostic en fut-il posé.

Simultanément, la toux s'accompagne d'étouffement, de dyspnée intense, d'orthopnée. Les foyers broncho-pneumoniques prédominent à la base droite, mais sont signalés dans tout le poumon droit et même au sommet gauche.

Cependant, quelques mucosités recueillies au onzième jour ont permis de déceler du pneumocoque abondant, presque pur.

Une ébauche de défervescence survient le seizième jour après l'absorption de 50 centigrammes de cryogénine en deux fois. Puis grandes oscillations, un abcès est constitué dans la fesse. L'incision pratiquée le vingt-quatrième jour donne issue à un pus louable, abondant, à *pneumocoque pur*.

La guérison se fit lentement, la dyspnée disparaissant d'abord... J'ai la conviction que parmi les procédés thérapeutiques employés, un des plus efficaces fut la production spontanée, fortuite, d'un abcès de fixation : la méthode de Fochier me paraît nécessairement indiquée dans les septicémies aiguës.

Guisez a rapporté plusieurs observations analogues (1); nous allons résumer l'une d'entre elles :

Il s'agissait d'une fillette de cinq ans, amygdalo-adéneectomisée, dont

(1) Guisez. *Ann. des mal. de l'oreille*, etc., 1912, n° 11.

la température monta le soir même à 39°, et atteignit 40° les jours suivants.
Torpeur, inappétence, amaigrisseement considérable, tous signes de septicémie.

Après dix-huit jours de cet état, petite zone mate avec respiration puérile en avant, à gauche, à côté du cœur. Le lendemain, vomique d'un verre à liqueur d'un pus streptococcique, et l'état général s'améliore. Trois jours après nouvelle poussée thermique à 39°, suivie d'une dernière évacuation de pus, mêlé de débris plus épais sanguinolents.

A partir de ce jour, l'enfant entre en convalescence.

Une autre fois, le même chirurgien opérait une petite fille de cinq ans, sous narcose brométhylée, lorsque, au cours de l'intervention, survint une cyanose assez vive. On interrompt l'opération, on incline la tête de l'enfant et celle-ci rend quelques mucosités sanguinolentes. Le troisième soir, 39°. Bronchite et broncho-pneumonie à droite. Le quatrième jour la petite malade expectore des crachats fétides présentant une odeur de sphacèle qui fait penser à la gangrène pulmonaire. A la suite d'une expectoration plus abondante tout cesse le huitième jour.

Déjà nous voyons se dessiner une des causes les plus invoquées à présent dans la pathogénie de ces complications, nous voulons dire la chute de fragments coupés dans les voies aériennes. En effet, dans la première observation, mêlés au pus, on remarquait des débris plus épais, sanguinolents, qui furent pris pour la coque de l'abcès, mais qui vraisemblablement étaient des fragments adénoïdiens ou amygdaliens.

A côté de la broncho-pneumonie et de la pneumonie qui sont certainement les complications broncho-pulmonaires les plus fréquentes, nous devons citer les bronchites aiguës, les abcès du poumon et les pleurésies purulentes.

Abcès du poumon : Richardson (1) connaît plusieurs cas de cette nature qui n'ont pas été publiés, et d'ailleurs il n'a pu trouver aucune observation de complications analogues dans la littérature médicale. Personnellement, le même auteur a eu, dans sa pratique, deux cas d'abcès du poumon.

1° Il y a deux ans, il opérait un homme vigoureux âgé de quarante-cinq ans. La tonsillectomie fut facile. La convalescence fut lente. Une fièvre modérée persista pendant six jours, et le septième jour, le malade retourna chez lui et fut perdu de vue, soigné qu'il était par son médecin de famille. Dix jours après son départ, l'auteur trouva son malade très affaibli, présentant une température de septicémie, toussant continuellement, se plaignant d'une vive douleur à la base du poumon droit. Une petite zone d'obscurité respiratoire avec quelques râles humides était localisée à la base du poumon droit en arrière.

Plusieurs semaines après, le malade présentait tous les signes d'un abcès du poumon. On opéra et l'on draina. Guérison.

---

(1) *Travail cité*, p. 89.

2° En décembre 1911, l'auteur opère une jeune femme de vingt-quatre ans, présentant des amygdales hypertrophiées. L'opération fut simple et l'hémorragie minime. La gorge de la malade fut sensible pendant plusieurs jours et la convalescence fut longue. Dix jours après l'intervention, la malade se mit à tousser beaucoup, et la température présentait l'allure d'une septicémie légère. L'examen du thorax ne révéla rien d'anormal.

Le treizième jour la toux devint fréquente et sujette à des accès paroxystiques. La malade expectorait une grande quantité de crachats purulents et se plaignait souvent d'une odeur désagréable chaque fois qu'elle toussait. Le pus présentait la même odeur et contenait du streptocoque. L'auscultation révéla quelques râles muqueux entre la deuxième et la quatrième côte à droite. Douleur dans la région supérieure du poumon droit, dès le quinzième ou seizième jour; de même, ce point de côté revient le vingtième jour.

Urotropine et en trois semaines guérison complète.

Pleurésies purulentes : D'autres fois, c'est quelques jours après une amygdalotomie que se dessine un état fébrile présentant les oscillations caractéristiques « du pus quelque part ». L'examen minutieux du thorax révèle l'inflammation de la plèvre.

Le Play (1) a publié il y a quelques années une fort intéressante observation d'un cas analogue.

Il s'agissait d'un enfant de huit ans, rachitique, ayant un cœur normal, mais présentant des râles sibilants disséminés en arrière. Il entre aux Enfants-Malades avec le diagnostic de diphtérie (cocci en amas et en chaînettes, mêlés à des tétragènes et à quelques spirilles). Les urines sont albumineuses. Les fausses membranes qui tombent au quatrième jour ne révèlent pas de bacilles diphtériques ni pseudo-diphtériques.

Nous apprenons alors que huit jours auparavant on avait pratiqué chez cet enfant une amygdalotomie double qui avait même *entamé le pilier postérieur,* offrant ainsi à une observation rapide l'illusion d'une bifidité de la luette.

Sept jours après son entrée au pavillon, le petit malade présente à la surface de la peau une desquamation d'abord discrète qui va en s'accentuant progressivement. On remarque en même temps que la gorge est rouge et que la langue est nettement dépouillée sur les bords et à la pointe. Le diagnostic de scarlatine paraît fort probable, sinon certain : l'éruption a passé inaperçue, mais l'ensemble des symptômes observés laisse peu de doute à cet égard.

Le 10, 39°; oscillations les jours suivants; pouls à 110.

Oscillations caractéristiques d'une localisation infectieuse. A gauche en arrière, matité franche, souffle expiratoire, égophonique, assez intense. Une ponction exploratrice pratiquée le 25 un peu au-dessous et en dedans de l'angle inférieur de l'omoplate ramène du pus bien lié, crémeux, jaune grisâtre, polynucléose marquée et pneumocoques purs.

Du 27 octobre au 1er novembre la température monte progressivement vers 40° avec des oscillations quotidiennes de 2°.

On pratique un empyème qui donne trois quarts de verre de pus épais. Guérison.

---

(1) Les conséquences d'une amygdalotomie. *Arch. gén. de méd.*, Paris 1905, II, p. 2280-2282.

En résumé toutes les localisations infectieuses peuvent se rencontrer dans les bronches, le poumon ou la plèvre après l'amygdalotomie, mais ces complications paraissent moins fréquentes qu'après l'adénectomie.

Elles se sont rencontrées à tous les âges, chez l'enfant comme chez l'adulte (une fois à 45 ans), aussi fréquemment chez la femme que chez l'homme.

La pathogénie de ces complications a été très discutée, comme pour toutes les infections dont le mode d'action des causes est infiniment varié. Certains auteurs ont nié contre toute évidence la grande prédisposition que crée l'intervention et ont voulu voir dans ces localisations respiratoires uniquement une coïncidence. Celle-ci peut bien être invoquée lorsque la complication débute très rapidement après l'opération, comme dans le cas de Labbé, mais dans la très grande majorité des cas, l'enfant paraissait sain les jours qui ont précédé l'intervention. Il est vrai que la température a rarement été prise les jours précédents.

La chute des fragments détachés a pu aussi être invoquée avec juste raison par Guisez, mais cet auteur suppose que c'est la cause la plus fréquente. Les cas qu'il a présentés sont évidemment intéressants et caractéristiques, mais, dans un grand nombre de faits, cet accident paraît ne s'être pas produit. Et ce n'est pas au moment où c'est la gloire de l'Ecole française d'avoir légitimement restreint le terrain des infections locales, d'avoir montré qu'avant la dothiénentérie existe une bacillémie éberthienne, qu'au cadre trop étroit de l'ancienne pneumonie on doit substituer la notion d'une pneumococcie plus large, plus exacte et plus explicative, ce n'est pas en ce jour, dis-je, que nous nierons la possibilité de l'infection sanguine au profit de l'exclusive chute intrabronchique de fragments adénoïdiens ou amygdaliens.

Pour notre part nous sommes convaincu que c'est la grande cause de ces complications infectieuses. On opère en effet un enfant assez souvent déprimé, qu'affaiblit encore le choc opératoire, et dont l'hémorragie vient diminuer en outre les moyens de résistance.

L'anesthésie, évidemment, par son influence défavorable sur l'organisme, met le petit opéré en état de moindre résistance, mais lorsque l'on dépouille le bilan des infections pleuropulmonaires consécutives à l'intervention, on est frappé de ne rencontrer la narcose que dans la moitié des cas. On pourrait cependant incriminer l'abolition ou tout au moins la diminution du réflexe des voies respiratoires supérieures, mais mon maître Grossard fait remarquer que l'anesthésie générale ne doit pas être mise en cause dans des complications exceptionnelles, car dans le sommeil naturel ou provoqué l'épiglotte est normalement abaissée sur le larynx. Cependant les efforts d'inspiration brusque suivant l'expiration du cri pendant l'éveil, ou l'abaissement puissant de la langue réalisé par l'abaisse-langue introduit dans la bouche, pendant la narcose, sont deux conditions éminemment favorables pour le soulèvement de l'épiglotte et l'aspiration de fragments détachés ou de sang infecté.

Malgré cela, l'infection d'origine sanguine est plausible dans la majorité des cas : il s'agirait d'une localisation secondaire d'une bacillémie post-opératoire, dont l'origine s'explique par les nombreux microbes, hôtes habituels de nos cavités naturelles qui trouvent dans les plaies créées par l'opération une porte largement ouverte pour leur pénétration dans l'économie. Le choc opératoire créant un milieu de moindre résistance rend cet envahissement plus facile; l'hémorragie, en débilitant l'organisme, paralyse, en partie du moins, ses moyens de défense, et la narcose brutale peut jouer le rôle de cause occasionnelle.

II. — Accidents traumatiques et leurs conséquences.

Les accidents traumatiques sont certainement plus rares que les précédents. On pourrait y comprendre, pour une part, les hémorragies de l'amygdalotomie. La ponction de la carotide, terrible accident qui fut toujours mortel, est arrivée quelquefois, surtout à l'époque du bistouri : nous avons traité cette question en détail au chapitre de l'hémorragie.

Blessures des tissus voisins :

Nous avons de même rencontré des blessures de la lèvre, de la langue même dans certains cas, provoquant une hémorragie si abondante que tous les moyens tentés pour l'enrayer furent inefficaces et et que l'on dut pratiquer la ligature en masse de l'organe. Nous nous rappelons aussi que Louis, pour ne point le blesser, sectionnait l'amygdale de bas en haut.

La plupart des auteurs signalent comme accidents traumatiques la section de la luette. Nous avons examiné, aux Sourds-Muets, un enfant opéré un an auparavant, en province, d'amygdalotomie : la luette avait été sectionnée, au ras du voile du palais, mais, d'après l'histoire post-opératoire rapportée par la mère, il ne semblait pas y avoir eu d'hémorragie consécutive.

Les blessures du voile sont solidaires de celles des piliers. Au temps du bistouri, les mouvements intempestifs du malade ont pu provoquer des piqûres du voile ou de l'un quelconque des piliers. Mais c'est certainement dans la littérature contemporaine que nous avons trouvé le nombre le plus considérable de lésions traumatiques des tissus périamygdaliens.

Lindley Sewell en a rencontré un cas dans les auteurs modernes. Le Play examinant un enfant qui avait été amygdalotomisé huit jours auparavant, constata que le pilier postérieur avait été entamé, offrant à une observation rapide l'illusion d'une bifidité de la luette.

Les adhérences :

D'autres fois les lésions traumatiques sont beaucoup plus importantes et leurs conséquences, c'est-à-dire les adhérences, beaucoup plus gênantes. Les synéchies cependant ne sont pas constamment d'origine traumatique; il a pu se faire que, dans certains cas, elles existassent en dehors de toute intervention chirurgicale. C'est ainsi que Felt (1) a rapporté l'observation d'un garçon de onze ans, chez qui les piliers postérieurs étaient libres en haut, mais, à un centimètre au-dessous de leur jonction avec la luette, ils étaient attirés en bas vers la ligne médiane et transformés en tissu fibreux. Celui-ci se continuait avec un tissu de cicatrice pharyngé entre les deux piliers. L'enfant avait eu la scarlatine, et ces lésions étaient consécutives à cette maladie infectieuse.

Ces cas doivent être exceptionnels. Ils le seraient beaucoup moins si l'on s'en rapporte aux auteurs qui ont traité de la question. Notre maître, le docteur Grossard, nous a communiqué sur ce sujet une observation intéressante :

Il s'agissait d'une petite fille âgée de six ans qui vint le consulter pour des troubles de respiration nasale.

A l'examen, on constate qu'il existe une adhérence du pilier postérieur gauche à la paroi latérale du pharynx. Le pilier antérieur fait corps avec le pilier postérieur, ayant englobé dans son union cicatricielle l'amygdale elle-même, écrasée et faisant hernie entre les deux piliers soudés.

Interrogée sur ce phénomène, la mère de l'enfant raconte qu'elle a vu un spécialiste aux colonies et que ce dernier avait tenté d'opérer au morceleur l'amygdale gauche et avait provoqué une forte hémorragie, mais que l'on n'avait pas vu d'ablation.

Il est probable que le praticien aura saisi dans les mors du morceleur la muqueuse de la paroi pharyngée, le pilier postérieur, le pilier antérieur et l'amygdale, et aura fait une pression, laquelle devant une résistance impossible à vaincre aura fait un écrasement sur place qu'il aura abandonné.

Il existe un petit accident post-opératoire qui nous a paru relativement fréquent. Nous en avons observé un cas dernièrement, sur un garçon de six ans, opéré trois ans auparavant en province. Il s'agit de l'adhérence de l'amygdale à l'un des piliers : le plus souvent le pilier antérieur est rattaché au pôle supérieur et à la partie la plus

(1) *Laryngoscope*, août 1898.

élevée du bord antérieur de la tonsille par un cordon de tissu fibreux. Dans l'ouverture forcée de la bouche, l'amygdale est attirée en dehors par la contraction du pilier, si bien qu'elle fait complètement saillie hors de sa loge. C'est un petit accident, sans aucun inconvénient, causé par le mouchage de l'un des piliers par les mors du morceleur.

Le voile du palais et les piliers peuvent être blessés par l'introduction brusque de l'abaisse-langue dans la cavité buccale. Le voile peut être ainsi parésié passagèrement à la suite de ce traumatisme, ainsi que Lindley Sewell en rapporte deux exemples : l'un d'eux dura douze jours, et l'autre trois semaines. Dans tous les cas, l'anesthésie fut mauvaise et les malades remuèrent. Cet accident se traduit par des troubles de la voix qui devient nasonnée, et très rarement par des troubles de la déglutition, les liquides refluant par les narines.

Chassaignac signale le cas d'un malade qui arracha l'instrument avant que la section de l'amygdale fût complète; il en résulta une hémorragie par suite de la déchirure de la muqueuse pharyngienne.

L'asphyxie :

Parfois, au cours d'une amygdalotomie, un fragment de tumeur s'échappe de l'instrument et tombe dans le pharynx. Le plus souvent ce petit morceau de tissu amygdalien est dégluti, mais il arrive que l'enfant est subitement atteint de cyanose; la face est bleue, les lèvres violacées, l'opéré est pris d'une quinte de toux : on lui incline fortement la tête en avant, et tout est fini, pour le moment du moins, le petit malade ayant expectoré, au milieu de sang rutilant, quelques petits fragments, ou bien ceux-ci ayant été avalés ou étant tombés dans les bronches.

Moscati, dans son Mémoire lu à l'Académie royale de chirurgie en 1751, cite un accident de suffocation immédiat par chute sur la glotte du fragment coupé, arrachement rapide, et hémorragie un quart d'heure après.

Lorsque le morceau de tumeur est dégluti, il n'offre aucune suite fâcheuse. Il n'en est pas de même quand il tombe dans les voies respiratoires, principalement lorsqu'il s'agit d'amygdales aux cryptes purulentes. Une complication pulmonaire suit d'ordinaire au bout de quelques jours, complication redoutable et pouvant être mortelle. Cette infection pulmonaire, broncho-pneumonie, abcès du poumon, etc., est, pour certains auteurs (Guisez), dans la majorité des cas, sinon dans tous, sous la dépendance de la chute dans les bronches d'un fragment de tissu infecté : cette éventualité, beaucoup plus fréquente au cours de l'adénectomie, sera étudiée plus loin, avec sa conséquence, c'est-à-dire au chapitre des complications pulmonaires, après l'ablation des végétations adénoïdes. Nous verrons ce que nous devons en penser.

Bris d'instruments :

C'est là un accident relativement rare. Ricordeau en rapporte deux cas de Chassaignac, un de Maisonneuve, un autre d'auteur inconnu : dans tous ces faits il s'agissait de la rupture de l'anneau sécateur de l'amygdalotome, chute dans le pharynx et l'œsophage. Les suites en ont été inconnues sauf pour le dernier cas, dans lequel l'anneau rupturé fut rendu dans les selles.

A. Malherbe brisa dans une amygdalotomie l'anneau de l'amygdalotome. Comme il opérait en position de Rose, le morceau brisé ne fut pas dégluti et fut rejeté très facilement (communication orale).

Avulsion de dents :

C'est un accident fort rare. Les auteurs le signalent comme pouvant être causé par l'écarteur, par suite d'une introduction brutale dans la bouche : la dent est alors rejetée ou bien avalée ou aspirée.

Torticolis :

Nous devons aussi signaler un accident banal, sans gravité aucune, qui serait assez fréquent à la suite d'interventions dans la position de Rose. Dans cette situation la tête est portée en hyperextension, et quelques jours après l'opération, le malade présente une raideur du cou qui le gêne considérablement pour tourner la tête ou la porter en flexion ou extension. Il s'agirait (docteur Jouet) d'un tiraillement des muscles de la nuque.

L'emphysème sous-cutané :

L'emphysème sous-cutané, d'origine chirurgicale, est un accident très rare. Un cas intéressant de cet ordre a été rapporté par Parrish (1), de Philadelphie. Il raconte que les amygdales étaient tout à fait adhérentes, et en les libérant, on créa une petite boutonnière à la partie inférieure du pilier postérieur gauche. L'infirmier remarqua que le malade faisait des efforts pour respirer et que le cou et la figure augmentaient rapidement de volume.

L'auteur constata que la respiration était rapide et superficielle, la figure livide et les lèvres cyanosées. Le cou en entier était tellement enflé que la mâchoire était effacée. L'emphysème envahit la figure et la paupière droite, et la crépitation emphysémateuse s'étendit en outre sur la région antérieure du thorax jusqu'à la dernière côte. En faisant fléchir le cou et ouvrir la bouche, la respiration se rétablit et une extension plus lointaine de l'emphysème fut ainsi prévenue. La guérison survint par résorption graduelle de l'air infiltré.

---

(1) *Laryngoscope*, nov. 1910, p. 1046.

Richardson rapporte un cas analogue mais beaucoup plus bénin et moins étendu (1).

Il s'agissait d'un adulte chez lequel l'emphysème sous-cutané suivit une amygdalectomie double et n'intéressa que le côté droit du cou. L'air n'infiltra cliniquement le cou qu'au bout d'une heure environ. Il s'étendit de la région cervicale droite à la clavicule; le gonflement resta modéré mais la crépitation parfaitement nette. Il se résorba complètement en quarante-huit heures.

---

(1) *Washington méd. Annals*. Vol. XI, n° 2.

CHAPITRE QUATRIÈME

COMPLICATIONS ET ACCIDENTS DE L'ADÉNECTOMIE

Au cours ou à la suite de l'adénectomie on peut rencontrer une série de difficultés ou d'ennuis consécutifs qui ne sont pas moins nombreux ni moins impressionnants que ceux que l'on observe pendant ou après l'amygdalotomie. Bien au contraire, nous serions presque tenté de dire que les complications les plus surprenantes et les plus imprévues sont possibles dans l'ablation des adénoïdes. La blessure de la carotide, la rhino-pharyngite sèche, la méningite aiguë, etc. n'ont-elles pas en effet été signalées?

Afin de rendre claire la description et de mettre un peu d'ordre dans l'énumération des multiples complications et accidents que nous envisagerons successivement, nous nous proposons de suivre le plan suivant :

Complications et accidents de l'adénectomie

- COMPLICATIONS
  - Hémorragiques
    - primitives.
    - retardées.
    - secondaires.
  - Arrachements de fragments osseux anormaux et de fragments tubaires saillants.
  - Infectieuses
    - La pyrexie.
    - La septicémie et la pyohémie.
    - La scarlatine et les rashs.
    - Les polyarthrites rhumatismales.
    - Les infections auriculaires; méningées; sinusiennes.
    - Les infections amygdaliennes.
    - Les infections ganglionnaires et le torticolis.
    - Les infections broncho-pulmonaires
      - broncho-pneumonies.
      - pneumonies.
      - abcès du poumon, etc.
- ACCIDENTS
  - immédiats
    - Arrachement de
      - la muqueuse.
      - la luette.
      - le voile.
      - etc.
    - Morceaux pendants.
    - Bris d'instruments.
  - secondaires
    - Cicatrices vicieuses.
    - Rhino-pharyngite sèche, etc.

I. — Complications.

1° L'hémorragie

L'hémorragie est certainement la complication la plus fréquente, la plus immédiatement redoutée et la plus souvent mortelle. Ne voyons-nous pas Dupuy rapporter 38 cas dont 11 mortels à la suite de la simple adénectomie?

L'écoulement de sang, comme précédemment pour l'amygdalotomie, peut apparaître immédiatement, au cours de l'intervention, ou ne se manifester qu'au bout de quelques heures, parfois même quelques jours après.

Hémorragie primitive :

Ses causes en sont multiples. En premier lieu, parmi les causes générales, pour certains auteurs (Nikitin), nous devons citer l'*hémophilie* qui semble avoir été l'origine de l'hémorragie à répétition rapportée par Brindel ; elle paraît avoir causé l'adénorragie à rechutes signalée par Fleming, et le cas de mort, malgré tamponnement, de Knight et Kenefic. Toujours parmi les causes générales, on a incriminé la *leucémie,* les *anémies* en général, voire même le *goitre exophtalmique.* Toutes les causes de congestion céphalique intense prédisposeront à l'écoulement abondant de sang, et le *bromure d'éthyle* dont l'administration donne lieu à une turgescence des vaisseaux céphaliques entraîne souvent (Breyre) une perte de sang parfois telle que la réparation peut exiger des semaines.

Parmi les CAUSES LOCALES nous devons mentionner en première ligne la *blessure de la muqueuse pharyngée* considérée par notre maître F. Helme comme une source importante d'hémorragie. Assez souvent c'est la persistance, dans le naso-pharynx, de fragments incomplètement détachés maintenant les vaisseaux béants, qui provoque un écoulement en nappe, passant parfois inaperçu; d'autres fois, ces *stalactites adénoïdiennes* produisent une hémorragie abondante, d'emblée très grave. La sclérose des végétations, empêchant la rétraction des vaisseaux coupés, une anomalie vasculaire, un curettage trop profond des fossettes de Rosenmüller, l'inflammation des tissus, la blessure d'un vaisseau important (cas de Schmiegelow), ont été tour à tour incriminés.

L'hémorragie primitive se présente de la même façon que l'hémorragie amygdalienne, avec cette différence que le sang s'écoule du nez et de la bouche en même temps. Le tableau symptomatique est le même que celui que nous avons précédemment décrit, et nous n'y reviendrons pas, nous contentant de nous arrêter sur quelques circonstances particulières.

Notre maître Grossard en opérant un enfant eut récemment une hémorragie immédiate très abondante. Elle ne tarda pas à céder à l'absorption répétée de fragments de glace.

Fallas cite le cas d'une enfant de treize ans, jamais réglée, qu'on opère au bromure. L'après-midi 49 mouchoirs et essuie-mains étaient souillés par une hémorragie. De plus, l'enfant souffrait du ventre. Aucun lambeau de muqueuse ne pendait dans la gorge. La défense musculaire abdominale était très grande. Repos absolu; fragments de glace à sucer; pansements chauds abdominaux. L'hémorragie céda peu après lorsque apparut le premier flux menstruel.

Schmiegelow (*Monatsschr. f. Ohrenheilk.* 1897) opérait une fillette de 12 ans qui présentait une adénopathie carotidienne bilatérale. Trois ou quatre raclages à la curette de Gottstein. Hémorragie immédiatement abondante; tamponnement postérieur et antérieur à la gaze iodoformée. Arrêt de l'hémorragie, mais à deux ou trois reprises il s'échappe du nez et de la bouche un jet de sang. Mort.

L'autopsie montra que la paroi latérale droite du rétro-pharynx était lésée sur une grande étendue. Au niveau de la carotide interne, on voyait une rupture irrégulière en avant du point où elle pénètre dans le canal carotidien.

Il est exceptionnel de blesser la carotide; aucun cas semblable au précédent n'a été publié, mais on peut penser que certaines anomalies artérielles peuvent rendre possibles de telles blessures. Thompson (*Laryngoscope,* juin 1898) cite le cas d'une femme de vingt-neuf ans, chez laquelle la carotide interne du côté gauche était superficielle et battait derrière le pilier postérieur.

L'incubation de maladies infectieuses a certainement une influence favorisante de premier ordre (Chavasse en cite un cas).

Hémorragie primitive retardée :

Elle peut reconnaître les mêmes causes et la même pathogénie (sclérose d'autant plus marquée que le malade est plus âgé et a été opéré plus souvent), mais elle s'observe fréquemment chez les malades qui ont été cocaïnés et adrénalinés. Elle peut être favorisée par l'imprudence du sujet. « Celui-ci veut s'en retourner immédiatement chez lui après l'opération et devra faire un long trajet soit en chemin de fer, soit en voiture. Les cahots du véhicule, la trépidation du train, le froid ou la chaleur suivant la saison, la fatigue, toutes ces causes, isolées ou réunies, peuvent déterminer une hémorragie retardée. De son côté, le médecin devra toujours recommander à son opéré un repos de trois ou quatre jours. Il est vrai que cette prescription n'est pas toujours facile. Les cultivateurs, les habitants des villages, s'imaginent que l'adénoïdectomie est une opération bénigne et que venus le matin ils peuvent s'en retourner le soir, sinon tout de suite. » (Grossard et Kaufmann.)

Vacher (1) relate une observation personnelle où l'hémorragie survint six heures après l'intervention et nécessita le tamponnement des fosses nasales et du cavum pendant 36 heures (il s'agissait d'une hémophilique).

Très souvent, dans le courant de la journée, quelques heures après l'opération, les enfants sont secoués par deux ou trois vomissements abondants; les matières rejetées sont noirâtres, parfois rougeâtres, contenant une notable proportion de sang dégluti par les malades. L'hémorragie, dans ces cas fort impressionnants pour la famille, s'est produite insidieusement, lentement, en nappe, s'écoulant doucement le long de la paroi postérieure du pharynx. Elle paraît survenir dans le quart des cas chez les enfants de six à douze ans. (Vacher.)

Les hémorragies retardées sont souvent fort graves : Newcomb a eu un cas de mort chez un enfant de quatre ans; d'autres fois elles sont rebelles aux traitements ordinaires, jusqu'au moment où, procédant à un minutieux examen, on constate une stalactite pendante, haut placée; on intervient par un second curettage, et l'hémorragie cesse comme par enchantement (cas de Bourak).

Hémorragie secondaire :

Comme dans l'amygdalotomie, ces graves hémorragies sont dues à la *mobilisation d'un caillot* ou à la *chute d'une eschare.* Les chocs, les heurts, la marche, les jeux, les cris, les secousses de toux jouent manifestement le rôle de causes favorisantes. Mais chose curieuse, l'hémorragie paraît assez souvent se faire en deux temps. Dans un premier, l'enfant étant au repos, ou bien endormi, l'écoulement sanglant se fait lentement, et tout doucement pénètre dans l'œsophage; peu à peu l'estomac s'emplit, se dilate, l'enfant s'affaiblit, pâlit, puis brusquement, dans un second temps, en s'éveillant s'il était endormi, il vomit une grande quantité de sang en caillots. L'abondance du sang rendu est parfois considérable et est précédée et suivie des symptômes cliniques des grandes hémorragies (deux cas de Helsmoortel). D'autres fois, l'hémorragie se fait d'emblée à l'extérieur, dès que le bouchon vasculaire se détache ou se désagrège. Dans ces cas (observation de Beausoleil; *Revue lar.* Paris 1895), plusieurs jours après l'opération, l'enfant crache un caillot de sang noirâtre (c'est le bouchon physiologique hémostatique) et immédiatement survient une hémorragie

---

(1) Vacher. *Bullet. et mém.*, Soc. d'otol., etc., 1899.

abondante, buccale et nasale. Elle est fréquemment difficile à arrêter, elle est sujette à de brusques récidives, et survient dans presque tous les cas, au-dessus de dix ans, chez des patients dont les vaisseaux adénoïdiens ont perdu toute élasticité, et ont parfois acquis un développement important (pour ainsi dire variqueux) à la suite d'une inflammation chronique.

H. Aboulker a opéré un enfant de douze ans présentant une toux sèche depuis trois ans, sans expectoration mais s'accompagnant d'inappétence. Pas d'hémophilie dans les antécédents.

Le cinquième jour après l'ablation d'un volumineux paquet adénoïdien sous anesthésie au chlorure d'éthyle, se déclare vers minuit une hémorragie brusque et abondante. Mais elle ne dure qu'un moment. A six heures du matin nouvel écoulement sanglant. A huit heures tamponnement du cavum. Un tampon tombe le lendemain: l'auteur décolle l'autre le surlendemain avec le doigt, l'injection chaude n'ayant pas réussi.

Notons qu'au moment de l'hémorragie, l'enfant avait absorbé sept grammes de chlorure de calcium en six jours.

Nous pourrions citer quantité d'autres hémorragies. Elles sont légion. Nous nous contenterons d'insister sur la suite commune de ces complications, nous voulons dire l'*anémie*. C'est là une suite inévitable, une complication consécutive qui l'accompagne infailliblement comme l'ombre suit le corps. Cette anémie, commune à toutes les hémorragies, est ici particulièrement grave et marquée, à cause du terrain sur lequel elle s'est manifestée. Il s'agit d'ordinaire, en effet, de petits malades frêles et délicats, incomplètement hématosés, souvent chroniquement infectés et présentant avant l'opération une anémie déjà caractérisée. La convalescence de ces écoulements sanguins graves est longue et pénible, quelquefois entrecoupée de maladies infectieuses, voire même de bronchites à répétition, de gastro-entérites, toutes témoins d'un affaiblissement général considérable. Ces suites fâcheuses, heureusement rares, nous devons bien les connaître, nous devons les prévoir après les grandes saignées rhino-pharyngées, nous devons essayer de les prévenir en attaquant directement la cause, c'est-à-dire en favorisant la régénération sanguine : l'air, la lumière, les ferrugineux, les sérums de chevaux saignés n'en seront pas les agents les moins actifs.

Traitement des hémorragies :

Les hémorragies qui surviennent immédiatement après l'opération sont normales et cessent spontanément, ou à la suite d'absorption de fragments de glace. Immédiatement après l'intervention ou au réveil, s'il y a eu anesthésie générale, on fera souffler alternativement par l'une et l'autre narine, de façon à expulser des caillots et du sang goutte à goutte, rouge, rutilant, pendant quelques secondes. S'il s'agit d'un tout petit enfant, Grossard et Kaufmann recommandent de le moucher avec la poire de Politzer, dont on introduira l'embout successivement dans chaque narine.

Dans tout cela nous ne voyons rien qui ne soit tout à fait normal, la petite hémorragie de l'intervention ne tardant pas à diminuer progressivement et très rapidement. Mais dans d'autres cas l'écoulement de sang est plus important, plus abondant, immédiatement considérable, ou bien l'hémorragie est minime comme quantité; mais au lieu de se tarir bientôt, elle continue doucement, lentement, goutte à goutte. Dans les deux hypothèses, le péril est grand, immédiat dans la première, plus ou moins précoce mais toujours rapide, si l'on envisage la seconde.

Quelle est donc la conduite à tenir en présence d'une hémorragie après l'adénectomie? Tout d'abord, il faut conserver son sang-froid et mettre en œuvre, successivement et dans l'ordre, les moyens que nous allons indiquer.

1° Nous ne citerons pas toutes les poudres soi-disant hémostatiques, préconisées pour aider à la formation d'un caillot sur la plaie opératoire : les uns se servent d'*alun,* d'un mélange d'*antipyrine* ou de *ferripyrine,* qu'ils essayent de projeter dans le cavum à l'aide d'un insufflateur; d'autres emploient des poudres composées à l'*antipyrine* et au *tannin,* etc.

On ne s'attardera pas à des moyens de cet ordre qui paraissent insuffisants pour arrêter une hémorragie tant soit peu importante. Ils devront céder le pas à des hémostatiques plus diffusibles, capables de se glisser dans les petits recoins des cavités nasales et pharyngées.

2° Ce sont les solutions d'*antipyrine* et surtout d'*eau oxygénée* que nous avons en vue. Certains auteurs les projettent dans les narines en renversant la tête en arrière; le liquide s'écoule ainsi jusque dans le cavum où il peut provoquer la formation d'un caillot. On a procédé aussi différemment, en introduisant dans l'extrémité postérieure des fosses nasales de petites mèches d'ouate imbibées d'eau oxygénée. Ces mèches étaient retirées au bout de quarante-huit heures et remplacées par d'autres si l'hémorragie persistait ou récidivait.

Quelques auteurs portent dans le cavum des tampons imbibés d'eau oxygénée, en se servant d'une pince coudée, et procèdent à des attouchements ou à un léger écouvillonnage.

3° Si l'hémorragie est d'emblée menaçante, on pourra utiliser immédiatement les *sérums,* soit *sérum de cheval normal* ou préparé par saignées successives (hémostyl), soit à leur défaut le *sérum de Roux.* Si l'hémorragie ne paraît pas immédiatement dangereuse, mais que les solutions hémostatiques aient échoué, on pourra recourir avec avantage aux sérums d'animaux.

4° Cependant, dans les cas où l'écoulement de sang est abondant et grave, menaçant immédiatement la vie, on ne devra pas se contenter d'une injection sous-cutanée d'*hémostyl* par exemple. Il faut faire le *tamponnement* du cavum, non pas dans la position assise, mais en position de Rose. On bourrera le rhino-pharynx de gaze iodoformée ou d'une bande de gaze ordinaire aseptique. Certains auteurs conseillent même de l'imbiber modérément d'eau oxygénée neutre à 12 vol. ; nous pensons qu'on aurait avantage à tremper au préalable la mèche aseptique dans du sérum d'animaux normaux ou préparés (l'hémostyl nous a paru avoir une action manifestement empêchante sur l'écoulement des épistaxis).

Notre avis est que l'on doit enlever le tamponnement au bout de 24 heures, afin d'éviter les accidents infectieux si fréquents; et cependant divers opérateurs ont recommandé de le laisser en place quatre ou cinq jours, à moins de phénomènes infectieux ou de troubles auriculaires.

Pour enlever le tampon du cavum, on mettra le malade en position de Rose; on imbibera les mèches de gaze iodoformée d'eau oxynégée, et on les retirera avec prudence et douceur pour éviter l'hémorragie.

Dan Mac Kenzie préconise le tamponnement suivant. Un tampon de gaze est entouré d'une compresse boriquée. On donne au tout une forme de croissant. A chaque extrémité du croissant est attaché un fil que l'on attire dans les fosses nasales. Plus on tire sur les fils, plus le bord postérieur du croissant devient convexe, plus il est projeté en arrière, plus il exerce une pression considérable sur la surface saignante. L'auteur n'a jamais eu d'insuccès avec ce procédé.

Dans certains cas, on peut être amené à pratiquer un second tamponnement après l'ablation du premier ou bien à la suite de son expulsion par de violents accès d'éternuements (cas de Ruault. *Bull. lar.* 1900).

Nous n'avons pas parlé des solutions de *cocaïne* ou d'*adrénaline* pour faciliter l'hémostase; d'abord la cocaïne est rapidement entraînée dans le tube digestif et peut déterminer des phénomènes d'intoxication; puis la plupart des auteurs sont d'accord pour craindre une hémorragie secondaire par vaso-dilatation consécutive des vaisseaux.

Prophylaxie de l'hémorragie :

Elle est simple et peut tenir en quelques lignes : s'il s'agit d'un hémophile, on s'abstiendra d'opérer ou bien on le préparera par injections préventives de sérums d'animaux, et tout ce que nous en avons dit à propos de l'amygdalotomie pourrait se répéter ici. Certains auteurs emploient préventivement le chlorure où le lactate de calcium.

On évitera d'opérer les quelques jours qui précèdent et suivent les règles, ainsi que pendant la période menstruelle.

En prenant un soin extrême à la stérilisation des instruments et en opérant dans une région non infectée, on évitera fréquemment les hémorragies secondaires nettement favorisées par les poussées inflammatoires. C'est pourquoi on veillera à dépister les amygdalites, les otites aiguës, les grippes légères et ambulatoires, et surtout les adénoïdites, qui doivent faire remettre l'opération à une date ultérieure. On veillera aussi à ne point infecter la région opératoire par un toucher septique.

La question des INSTRUMENTS trop aiguisés ou pas assez tranchants est une raison personnelle. Les partisans des curettes à tranchant bien aiguisé invoquent une meilleure rétraction vasculaire consécutive et une section parfaitement nette des végétations, ne laissant point pendre de stalactites rhino-pharyngées. Moritz Schmidt explique les hémorragies par un couteau dont le fil est trop fin, et il conseille de passer le manche sur le tranchant pour l'émousser. Cette opinion est rarement invoquée, et d'ordinaire la majorité des auteurs prétendent que ce sont les instruments qui coupent mal qui provoquent les complications hémorragiques.

Si l'écoulement post-opératoire est dû à un débris pendant, descendant de la voûte du naso-pharynx, il faut le sectionner immédiatement avec une pince coupante pour permettre aux vaisseaux de se rétracter plus facilement. Si c'est la muqueuse qui est en cause, on la refoulera dans le cavum. Elle pourra reprendre ses rapports avec la région dont elle s'était éloignée, sinon on la réséquera.

2° Complications traumatiques

Les complications traumatiques de l'adénectomie, c'est-à-dire celles qui ne peuvent être évitées par une technique irréprochable, comme l'arrachement d'un fragment osseux ou la lésion d'un vomer trop saillant, ne sont pas très rares.

Phillips fut le témoin du détachement d'une portion considérable du vomer (1).

Grünwald (2) a décrit sous le nom d'*ala septi* (aile de la cloison) un développement anormal du bord postérieur de la cloison qui s'avance dans le naso-pharynx et qui, dans deux cas, a été emporté avec les végétations.

Plus fréquentes sont les anomalies osseuses de la paroi postérieure du pharynx. Voici par exemple une fillette de huit mois que l'on

(1) F. C. Ard. Dangers associated with removal of the tonsils and adenoid growths. *Med. Rec.* N.-Y., 1909, p. 383.
(2) *Internal. centralbl.*, 1897, n° 2, p. 116.

opère en très légère narcose, au couteau de Gottstein. On rencontre l'obstacle osseux dès le premier coup de curette, obligeant de passer à droite et à gauche de cette proéminence osseuse considérable (1).

D'autres fois — et c'est plus fréquent, — le couteau fortement déplacé arrache, guillotine l'éperon osseux avant que l'opérateur ait eu le temps de se rendre compte de la présence d'une anomalie. Parfois même le couteau est brusquement arrêté dans sa course, et ne peut être rendu libre que par des mouvements de levier. La partie tranchante, dans une opération, a été éraflée.

Dans certains cas, l'éminence osseuse arrachée, dénudée et irrégulière peut s'infecter secondairement, produisant un écoulement, mélange de pus et de sang (2).

Les divers auteurs qui se sont occupés de la question ne sont point d'accord au sujet de l'origine de ces éperons osseux. Dans la littérature on trouve au moins treize cas analogues, dont nous donnons la bibliographie complète à la fin de ce travail.

Les uns pensent qu'il s'agit du tubercule pharyngien situé sur l'apophyse basilaire de l'occipital, les autres du tubercule antérieur de l'atlas ou même d'une crête de l'axis.

Scheff, sur le vivant, a vu une exostose de la face antérieure de la deuxième vertèbre cervicale.

Zuckerkandl (3) décrit « une proéminence tumoriforme, immobile, sur les deux vertèbres supérieures, recouverte par les parties molles de la paroi postérieure du pharynx, et s'avançant dans le naso-pharynx au niveau du voile du palais, de sorte qu'une moitié de la proéminence est située au-dessus, l'autre au-dessous de ce dernier ». Pour Zuckerkandl cette proéminence serait physiologique. Ce serait un tubercule antérieur de la première vertèbre cervicale trop développé, tubercule sur lequel s'insère le muscle long du cou.

Or, comme Roure le fait remarquer, lorsque l'amygdale de Lushka en s'hypertrophiant donne naissance aux végétations adénoïdes, le tubercule pharyngien est dépassé, recouvert; c'est pourquoi la curette peut arracher la pointe d'un tubercule hypertrophié que l'on retrouvera au milieu du paquet adénoïdien enlevé.

De plus, au-dessous du tubercule pharyngien on rencontre un faisceau fibreux, résistant, s'étendant jusqu'à la partie antérieure de l'atlas : c'est le ligament occipito-atloïdien. La paroi postérieure du pharynx est dépourvue de parties osseuses sur une longueur d'environ deux centimètres; un peu plus bas, on rencontre le tubercule anté-

(1) M. Kahn (trad. de S. Jankelevitch, de Bourges). Des accidents désagréables qui accompagnent l'opération des végétations adénoïdes (quatre observations). *Revue hebd. de laryng.* etc., Paris 1897, XVII, 401-405.

(2) Roure. *Arch. internat. de lar.*, etc. Paris, 1907, p. 477.

(3) Zuckerkandl. *Normale und pathologische Anatomie der Nasenhöle*, II, p. 209.

rieur de l'atlas, et même quand il est très développé, même si l'on fait une brusque échappée (Roure), l'os détaché ne peut jamais être adhérent au paquet adénoïdien, comme cela s'est passé dans la plupart des cas que nous avons cités.

De plus, le voile étant relevé par un instrument destiné à pénétrer dans le naso-pharynx montre en face de l'opérateur le tubercule de l'atlas. On ne saurait donc le sectionner sans s'en apercevoir. *A fortiori* pour l'axis.

C'est pourquoi « lorsqu'au cours d'une adénotomie, on sectionne une crête osseuse adhérente à la masse adénoïdienne, il s'agit du tubercule pharyngien anormalement développé » (Roure).

Notons qu'au point de vue clinique, ces exostoses échapperont le plus souvent au diagnostic, tant qu'elles n'auront pas acquis des dimensions telles que les végétations insérées sur la voûte du pharynx ne pourront plus les masquer. Quand la paroi postérieure est le siège de végétations, le doigt devra les déprimer pour sentir la crête osseuse qui siège au-dessous.

Au point de vue opératoire, deux conditions sont possibles : ou bien l'on peut terminer l'opération normalement en circonscrivant le tubercule, ou bien il aura été blessé, pouvant provoquer une hémorragie (Kahn, *travail cité*); mais notons aussi (F. Helme, *rapport cité*) que celle-ci a pu provenir (trois fois) de la blessure d'une muqueuse soulevée anormalement par une apophyse basilaire hypertrophiée.

3° Complications infectieuses

Dans la description de ces nombreuses complications, nous suivrons un ordre identique à celui du plan établi à propos de l'ablation des amygdales.

La fièvre du soir :

Surtout quant on fait usage d'un anesthésique général, il est habituel d'observer une ascension thermique le soir et le lendemain soir de l'intervention. Mais ici, de même que dans l'amygdalotomie, intervient le milieu septique dans lequel on a forcément opéré. Il est bien évident que l'on ne doit intervenir chirurgicalement, que l'on ne doit créer de solutions de continuité des tissus qu'en un milieu complètement stérile. Mais en est-il de même pour le naso-pharynx? On n'a pas la prétention de rendre le cavum absolument aseptique. Il est matériellement impraticable de pousser dans tous les coins et recoins rhino-pharyngés une solution suffisamment antiseptique pour détruire tous les microbes, et surtout il est complètement impossible de la laisser sur place assez longtemps pour que son efficacité soit certaine. De plus, il ne faut pas, par de malencontreux lavages, faire pénétrer l'injection dans les trompes et dans l'oreille moyenne. Certains auteurs préconisent un mélange de sérum physiologique et d'eau oxygénée, et presque tous les rhinologistes sont d'accord pour ne point faire de lavages, mais pour verser simplement le liquide ci-dessus, ou de l'eau oxygénée pure à 12 V. dans chaque narine, par l'intermédiaire d'un fin *spéculum auris*.

Malgré l'asepsie que l'on recherche on note souvent une légère élévation thermique les deux ou trois premiers jours. L'importante statistique de Bourak comprend 540 cas : tantôt la fièvre fut modérée, la température oscillant entre 37°5 et 38°5 pendant deux ou trois jours (45 observations); tantôt la température fut plus élevée, au voisinage de 39° pendant quatre jours environ (9 cas); tantôt enfin la pyrexie dura de deux à dix jours en se maintenant au-dessus de 39° ou 39°5 (4 cas).

L'élévation de température, évidemment due à une septicémie atténuée, à la résorption de poisons microbiens au niveau de la plaie pharyngée, est donc relativement fréquente, dans le dixième des cas pour Bourak. Le type thermique en est variable : Bourak, qui l'a particulièrement étudié, a noté une courbe continue dans 12 cas seulement, tandis que le tracé était franchement intermittent dans les 46 autres observations. D'après Mac Kenzie, un tiers des enfants observés par lui à l'hôpital, sur un total de 200, ont eu un léger mouvement fébrile, le 3e jour après l'opération. Cette réaction post-opératoire a presque toujours été constatée par Moure, le soir même de l'intervention.

L'élévation thermique s'accompagne souvent de malaises, de quelques nausées, d'un peu de céphalée, d'inappétence, mais ces phénomènes sont d'ordinaire peu marqués. Ils présentent au contraire une acuité extrême — mais une durée éphémère — quand il s'agit du réveil d'une maladie générale, de la provocation du grand accès fébrile matutinal le plus souvent : nous avons nommé le *paludisme*.

Bourak l'a noté dans quinze cas. Sendziak (*J. of Lar.* Lond. 1898, p. 276) en a rapporté deux intéressantes observations, que nous allons brièvement résumer, à cause de l'émotion que peut provoquer la non-connaissance d'un tel accès lorsque celui-ci se produit.

On opère le frère et la sœur, âgés de cinq et sept ans, sous chloroforme. Les enfants présentent des adénites cervicales. Deux heures après l'opération, le garçon accuse brusquement une température de 40° et la fillette 39°6. Ils ne présentaient rien d'anormal dans le nez, la gorge ou l'oreille. Le lendemain matin, la fièvre était tombée complètement, mais pendant la nuit la mère avait eu 40°. Le lendemain, la malade était mieux.

Mais le soir la température des malades remonta. Il s'agissait de paludisme : le père et la nurse furent pris à leur tour (le père avec mal de gorge, épistaxis violente; la nurse avec affection de la gorge et congestion du nez et du pharynx).

La septicémie et la pyohémie :

Comme toujours dans ces cas, la température est oscillante, présentant des rémissions matinales de 2° ou davantage ; l'état général est très touché et tous les organes peuvent être le siège d'une localisation secondaire de la scepticémie.

Dans l'observation de Mac Leod Yearsley, la maladie se déclare le lendemain de l'opération, et l'enfant meurt le 4e jour de septicémie probablement pneumococcique.

Schranum (*N.-Y. M. News*, 1904) fut le témoin d'un cas grave d'une durée de neuf jours.

Mais les cas les plus intéressants sont incontestablement ceux où l'affection lésa profondément l'endocarde. Ces *endocardites infectieuses* paraissent être une localisation élective de la septicémie post-adénectomique. C'est ainsi que Coley (*N. Y. M. News*, 1904) en rapporte trois cas, dont un personnel, et deux avec infections concomitantes des séreuses. Burton Cleland eut deux observations malheureuses fort intéressantes; nous allons résumer un cas de pyohémie qu'il a publié :

Une fillette (1) de quatre ans est opérée. Deux jours après fièvre et perte d'appétit. Elle avait vomi deux fois deux jours avant.

T = 103,6. — P = 132. — R = 40.

La figure est pâle, cynanosée; la langue est sèche; les bruits du cœur sont nets; la rate est palpable.

La mort survient très rapidement.

L'autopsie ne révéla pas de broncho-pneumonie, mais la tricuspide présentait des végétations récentes, l'une grosse comme un pois, l'autre comme un grain de blé; ces masses végétantes contenaient des diplocoques encapsulés prenant le Gram.

Les autres organes étaient analogues à ceux des infections généralisées habituelles (rate un peu molle, etc.).

Mais ces cas graves sont exceptionnels. Bien des septicémies atténuées doivent exister, qui ne se révèlent à nous que par un léger mouvement fébrile plus ou moins prolongé, par un état général mauvais et une convalescence longue et pénible.

La scarlatine et les rashs :

Tout ce que nous en avons dit à propos de l'amygdalotomie peut exactement s'appliquer aux cas que nous envisageons actuellement. Nous n'entrerons pas dans la discussion sur la possibilité ou l'impossibilité de scarlatines traumatiques ou chirurgicales. « Le traumatisme ou l'accouchement agissent en permettant le développement de la fièvre éruptive » (Pr Roger) voilà ce que nous devons retenir. L'opération ouvre une large porte à l'infection latente le plus souvent.

(1) Cleland. *Indiam M. Rec.*, Calcutta, 1902.

Mais cependant, dans certains cas, on pourra penser à la possibilité de pseudo-scarlatines, c'est-à-dire à l'existence de rashs, principalement lorsqu'il n'y a pas d'angine ni de desquamation de la langue.

Bourak a rapporté un cas intéressant de scarlatine post-opératoire.

Il s'agissait d'une jeune fille de treize ans, adénectomisée. Le troisième jour, la température monte à 39°5-39°8. Vomissements, céphalée. Un exanthème très net apparaît. L'auteur pense avoir opéré pendant l'incubation.

Des éruptions rubéoliformes, c'est-à-dire une roséole, un érythème léger disposé par petites taches (Brocq), ont été signalés; on peut très bien comprendre que, dans certains cas et sur des terrains particuliers, une toxine microbienne puisse donner naissance à de tels érythèmes fugaces et discrets.

Polyarthrites rhumatismales :

Parmi les complications infectieuses de l'adénectomie, nous relevons quelques cas d'*arthrites rhumatismales* généralisées. Broeckaert opère un jeune homme de dix-sept ans, et quatre jours après l'intervention, l'articulation du genou gauche devient douloureuse, tendue, tuméfiée. La fièvre s'établit; la langue est blanche, saburrale; d'autres articulations se prennent à leur tour, les coudes, les épaules, les hanches. La guérison survient grâce à la médication ordinaire, sans lésions viscérales, au bout d'une quinzaine de jours environ.

Broeckaert cite Gallois comme ayant publié quelques cas d'adénoïdite suivis de rhumatisme. Il ajoute que, pour lui, le rhumatisme est une maladie infectieuse, provoquée par les agents pathogènes les plus variés, qui pénètrent dans l'organisme par l'anneau de Waldeyer.

De Parrel (*Bullet. et mém. Soc. lar., etc.* de Paris, 1910) a observé, six jours après l'adénectomie, une arthrite scapulo-humérale survenant chez une jeune fille de souche rhumatismale et âgée de dix-huit ans. L'affection, traitée par le salicylate de soude, persista une dizaine de jours.

Deux cas de rhumatisme articulaire aigu typique vinrent compliquer la convalescence post-opératoire aux quatrième et cinquième jours et durèrent deux ou trois semaines environ (Beveckhaert, la *Belg. méd.* n° 46, 1901).

La *chorée* de Sydenham a été signalée à la suite de l'ablation des adénoïdes par Montengohl (Pediatrics, 1902), et une endocardite en fut la conséquence.

Complications auriculaires :

Tous les auteurs les signalent. Il s'agit tantôt d'une otite aiguë banale qui passe à la résolution en quelques semaines, tantôt l'otorrhée devient chronique et les plus grands délabrements auriculaires ont pu lui être imputés.

L'otite se manifeste surtout chez des enfants qui présentaient de la rhinite chronique avant l'opération, probablement à cause de la reviviscence des microbes qui trouvent un excellent milieu de culture dans les caillots encombrant les recoins du cavum (7 cas de Bourak).

Il arrive souvent que le lendemain et le surlendemain de l'opération, l'enfant se plaint d'une vive douleur dans une oreille, parfois dans les deux, douleur spontanée, sujette à exacerbation. Un peu de coton dans l'oreille, et en quelques heures l'élancement auriculaire s'atténue, diminue graduellement d'intensité et ne tarde pas à disparaître.

Il n'en est pas de même lorsqu'il s'agit d'otites moyennes suppurées. L'enfant se plaint de souffrir dès le deuxième ou troisième jour après l'intervention, quelquefois plus tôt, et le quatrième ou cinquième jour après l'opération, la paracentèse se fait spontanément (Bourak).

Bourak a dressé une statistique des suites de ces otites moyennes consécutives à l'adénectomie. Sur 1,500 opérations, il n'a eu que peu de complications auriculaires : trois cas se terminèrent par mastoïdite, une fois l'otite passa à la chronicité. La durée de l'écoulement, dans les cas qui guérirent, fut respectivement de 5, 10, 12 et 30 jours. Trois fois l'audition redevint intacte.

Bar a rapporté un cas d'otite moyenne purulente compliquée de mastoïdite, consécutive à l'ablation de végétations adénoïdes. On avait fait à la malade des irrigations nasales et c'est au liquide de ces lavages que l'auteur attribue le transport de l'infection.

Mac Leod Yearsley accuse aussi l'opération sous anesthésie générale en position de Rose. Le naso-pharynx se remplit de sang, dont une partie peut pénétrer dans les trompes d'Eustache, d'où otite moyenne possible.

Ceux qui, comme Schaeffer, insufflent de l'air dans la trompe après l'opération ont eu des complications auriculaires, par projection de sang et de débris de végétations dans l'oreille moyenne.

Kronenberg (*Zeitschr. f. Lar.* etc. Bd. 1, H. 4) a assisté à une migration peu commune dans la caisse du tympan. Il s'agissait d'un morceau de tissu adénoïde que l'auteur a trouvé dans l'oreille moyenne, après l'opération pratiquée avec une curette de Beckmann. On a pu l'enlever parce que le tympan était perforé.

En somme, la surdité qui suit parfois l'opération de l'adénoïdectomie est, dans l'immense majorité des cas, causée par une otite moyenne suppurée, et ce n'est qu'exceptionnellement (un cas de Sewell) qu'on peut invoquer une section des orifices tubaires produisant une cicatrice obstruante consécutive.

Complications cérébrales et méningées :

Dans la plupart des observations, l'infection s'est propagée de proche en proche : du cavum à la trompe; de là à l'oreille moyenne, puis aux méninges et aux sinus.

Richard Arthur rapporte une intéressante observation dans l'*Indian medical Record* de 1902 :

Une fillette âgée de dix ans, présente une otorrhée gauche intermittente, depuis deux ans.

On procède à l'ablation des adénoïdes, et cinq jours après, l'enfant se plaint d'une vive douleur auriculaire. Trois jours plus tard, la fièvre augmente, la malade frissonne, et le lendemain apparaît un abondant écoulement purulent de l'oreille gauche. Céphalée, douleurs dans la nuque.

L'état général devient mauvais. Un gonflement se manifeste sous l'oreille gauche. Cette tuméfaction augmente progressivement de volume. Mort.

Nash incisa la tuméfaction et constata que la mastoïde était dépouillée de son périoste, mais ne présentait aucune trace appréciable de trépanation. Le pus avait fusé parmi les gros vaisseaux du cou.

L'opération avait imprimé une recrudescence à une suppuration chroniques de la caisse. Les cellules mastoïdiennes enflammées donnèrent naissance, dans une direction, à une thrombose du sinus latéral, dans une autre à une mastoïdite de Bezold dans laquelle le pus n'avait pas seulement fusé parmi les vaisseaux du cou, mais avait aussi décollé le périoste derrière la mastoïde.

Lorsque des complications infectieuses apparaissent du côté des sinus crâniens, occasionnant la thrombose, ces phénomènes s'accompagnent toujours d'un certain nombre de signes de grande valeur. Ce sont tout d'abord quelques symptômes traduisant l'infection : de la céphalalgie avec quelques malaises, des nausées et parfois des vomissements; une élévation soudaine de la température, associée à des frissons répétés devra vous faire penser à la possibilité d'une thrombo-phlébite des sinus crâniens. Mais jusqu'ici rien ne peut vous faire soupçonner quel est le sinus dure-mérien atteint.

Bientôt apparaît — mais pas toujours — un symptôme considérable : la phlébite de la veine jugulaire interne, qui descend souvent jusqu'à la naissance du tronc thyro-lingo-pharyngo-facial et même plus bas.

Douleur à la pression sur le trajet de la veine, cordon dur et douloureux sous le bord antérieur du sterno-mastoïdien, œdème des parties molles périphériques qui suppurent quelquefois,tels sont les signes de la phlébite de la jugulaire interne. Tous ces symptômes, associés d'ordinaire à l'œdème de la face, doivent vous faire affirmer la thrombo-phlébite du sinus latéral.

Dans d'autres cas, le premier symptôme observé est une *exophtalmie* accompagnée de chémosis, d'œdème des paupières, les mouvements du globe oculaire sont gênés. La phlébite du sinus caverneux est ainsi nettement caractérisée. Elle retentit sur les nerfs qui cheminent dans sa paroi externe. Il y a parfois dès le début, des névralgies limitées au nerf sus-orbitaire, au nerf nasal externe, et à la période d'état, on voit, assez fréquememnt, du strabisme interne (paralysie du moteur oculaire externe), moins souvent du ptosis de la paupière supérieure, avec des modifications pupillaires, des troubles de l'accommodation, et du strabisme externe (paralysie du moteur oculaire commun).

Un fait des plus remarquables est la participation rapide de l'orbite saine à tous ces troubles; en d'autres termes, en quelques heures, en une nuit, les signes deviennent bilatéraux.

En résumé, c'est la céphalalgie avec nausées et vomissements, associée à une élévation soudaine de la température, à des frissons répétés qui doivent vous faire penser à l'inflammation possible des sinus de la dure-mère. Les symptômes locaux quand ils apparaissent lèvent tous les doutes et cependant, chacun d'eux pris isolément n'est pas constamment caractéristique.

C'est ainsi que l'œdème de la face peut ne traduire qu'une phlébite des veines superficielles de la région. Moure a observé un cas de ce genre. La phlébite est survenue quarante-huit heures après une opération de végétations faite par un confrère. Cette phlébite simulait à s'y méprendre la marche et la terminaison d'une thrombo-phlébite du sinus caverneux. L'enfant présentait une courbe de température à grandes oscillations, de l'œdème de la face et des paupières, de la torpeur, une céphalée extrêmement intense. Pas d'exophtalmie. Moure vit l'enfant six jours après l'intervention. Comme les accidents n'avaient pas empiré et que depuis vingt-quatre heures les symptômes d'amélioration se dessinaient progressivement, l'auteur porta un pronostic bénin. Il espérait que tout se bornerait à une infection des veines superficielles sans gagner les sinus crâniens. La suite des événements lui donna raison. Au bout de quelques jours, le gonflement de la face diminua, la température redevint normale et l'enfant guérit.

Wolff a rapporté aussi, après adénectomie, un cas de gonflement de la moitié gauche de la face.

Mais malheureusement il n'en est pas toujours ainsi et les symptômes cliniques ne sont pas aussi trompeurs quand ils montrent l'extrême gravité de la situation.

Un interne de Wales adénectomise un petit garçon de sept ans sous anesthésie à l'éther (*Arch. of Otol.* Feb. 1908). La curette de Beckmann est manœuvrée avec une trop grande force par cet interne inexpérimenté, et aussitôt après son réveil, l'enfant se plaint d'une douleur occipitale.

Trois jours après l'intervention, la mastoïde est douloureuse, le tympan légèrement rouge ainsi que la paroi postérieure du canal auditif externe.

La température est celle d'une septicémie.

On procède à la mastoïdectomie : l'antre est normal; on rencontre du pus dans les cellules profondes qui entourent le sinus.

La région sous-orbitaire droite devient érythémateuse et gonflée ressemblant à un érysipèle. Le dixième jour, exophtalmie droite, chémosis et névrite optique; diagnostic : thrombose des sinus caverneux.

Coma; attaques épileptiformes fréquentes. Puis l'œil gauche présenta les mêmes signes que le droit. Mort au quatorzième jour.

L'autopsie révéla une thrombose (streptocoque) des deux sinus caverneux (pus à droite), une infection des cellules mastoïdiennes. L'apophyse basilaire de l'occipital avait été lésée, trop de force ayant été employée. D'où, par extension, infection du sinus sphénoïdal et finalement thrombose des sinus caverneux.

Dans cette observation, l'infection s'était propagée de proche en proche, l'affection ayant évolué vers la mort.

Tollens a rapporté dans les *Archives of Otology* (n° 6, 1904) un cas d'angine et de pharyngite phlegmoneuses, suivies de thrombose suppurée du sinus caverneux et de méningite suppurée de la base. D'après l'auteur, l'inflammation aurait gagné les méninges par les veines qui vont du plexus pharyngien au sinus caverneux en passant par la base du crâne.

Cleland (*Ind. M. Rec.*. Calcutta, 1902) rapporte un cas analogue survenant deux semaines après une adénoïdectomie. La complication se révéla par des vomissements, des douleurs auriculaires du côté gauche et de la fièvre (102,4). Le pouls était rapide (112) et la respiration accélérée (28). Les symptômes vont en s'aggravant : l'œdème des paupières apparaît, l'œil droit devient très gonflé, on constate du rythme de Nicolas et Cheyne-Stokes, et le malade âgé de cinq ans meurt le lendemain matin.

Il s'agissait d'une otite et d'une mastoïdite gauches; les deux sinus caverneux et latéraux étaient pris, et l'on remarquait un exsudat purulent à la base du cerveau et dans les ventricules.

Les infections amygdaliennes :

L'angine semble avoir été assez souvent la suite fâcheuse de l'adénectomie (Sendziak, N.). Nikitin, dans sa statistique, a relevé plusieurs fois cette complication, et il l'attribue à l'extrême difficulté de désinfecter une cavité aussi riche en vaisseaux lymphatiques.

Il est bien évident que le traumatisme opératoire, la perte de sang constante dans l'opération, et l'anesthésie lorsqu'elle a été pratiquée peuvent être invoqués comme causes occasionnelles, favorisant le développement des germes.

Hennebert signale cinq cas de diphtérie consécutive à l'adénoïdectomie.

De telles infections ont été observées par Kœrner, Moldenhauer,

Glover. Un cas de diphtérie a été rapporté par Wroblewski (on avait employé une seringue ayant servi à des irrigations buccales chez un diphtérique) et un autre par Kobrak.

On a signalé aussi de l'inflammation des tissus avoisinant l'amygdale; dans deux cas il y eut de l'œdème du voile du palais. Sur 310 malades, Chavasse a observé 11 cas de pharyngites fébriles : les opérés se plaignaient de douleur pharyngée, de dysphagie et d'une céphalalgie tantôt frontale, tantôt occipitale.

Adénites :

On a observé parfois de sérieuses adénites cervicales à la suite de l'opération, traduisant une infection de la région rhino-pharyngée (Gronbeck, Rivière).

Phlegmons :

Tel est le cas de l'étudiant de Brindel qui fit une amygdalite phlegmoneuse très grave nécessitant une intervention opératoire; les abcès tonsillaires ont été signalés par un certain nombre d'auteurs.

Castex a vu un adéno-phelgmon précarotidien; la désinfection avait été insuffisante.

Une femme (1) de vingt-six ans est adénectomisée. Dès le lendemain, elle se plaint de dysphagie, et le quatrième jour la déglutition est extrêmement douloureuse. Le jour suivant, expectoration de crachats épais qui auraient été purulents et dont l'expulsion fut suivie de soulagement. Les jours suivants, même rejet de mucosités purulentes avec dysphagie intense. Fièvre, état général déprimé. Le quatorzième jour, elle revient à la clinique de Moure. En déprimant la langue, on voit que la paroi postéro-supérieure du pharynx fait saillie. Le miroir laryngien montre que cette paroi vient former un bourrelet au-dessus du larynx et cache en grande partie les deux aryténoïdes. Il s'agissait d'un abcès rétro-pharyngien inférieur. Ouverture au galvano. Guérison.

Aka pense qu'il s'agit d'une infection aiguë greffée sur l'inflammation chronique du naso-pharynx, réveillée par l'acte opératoire. La plaie a permis à des germes plus virulents de pénétrer par le réseau lymphatique ou veineux dans l'espace rétro-pharyngien, où le pus a fini par se collecter à la partie inférieure.

Torticolis :

Voici une complication extrêmement fréquente, signalée par un grand nombre d'opérateurs. On l'a attribuée parfois à une infection ganglionnaire comprimant le spinal; d'autres fois, on l'a vue survenir sans fièvre et on l'a rattachée au traumatisme que subissent les muscles et l'aponévrose prévertébrale, ainsi qu'aux mouvements de

(1) Aka. *Rev. hebd. de lar.*, n° 38, 1906.

défense et aux contractions que fait l'enfant au cours de l'anesthésie. Cette interprétation paraît surtout expliquer le torticolis relativement fréquent à la suite de l'opération dans la position de Rose (Jouet).

Presque toujours le torticolis survient le 3ᵉ jour, et est caractérisé par l'inclinaison de la tête d'un côté, le menton se déviant de l'autre; souvent aussi on trouve les ganglions sous-maxillaires engorgés; le sterno-cléido-mastoïdien est dur, tendu, surtout dans sa partie supérieure. Tout mouvement de la tête est extrêmement pénible, et la température oscille de 38°2 à 38°5.

Neufeld (3 cas — *Arch. f. Lar.*) incrimine des ganglions délicats et profonds. Knight (1 cas), au contraire, regarde la lésion des fibres du sympathique du naso-pharynx, produisant une irritation réflexe, comme la vraie cause du torticolis. On a signalé autrefois 3 cas de cette contracture imputables aux végétations adénoïdes et à l'hypertrophie tonsillaire, mais il ne s'agissait pas d'accidents post-opératoires puisqu'au contraire les phénomènes disparurent après l'opération (Gillette — *N.-Y. M. J.*, août 1896).

Mac Kernow a cité un cas de torticolis post-opératoire, et Thost vit plusieurs fois cette complication chez ses petits opérés.

Ferreri a rapporté deux cas intéressants (*Arch. internat. de laryng.* 1904 — p. 744) de torticolis post-opératoire :

1°) Une fillette de douze ans, anciennes otorrhées, est opérée une première fois de grosses végétations adénoïdes et de grosses amygdales sous anesthésie locale à la cocaïne-adrénaline.

Huit jours après. en présence d'une grosse végétation qui pendait en arrière du voile, on procéda à l'anesthésie au chlorure d'éthyle afin de dégager complètement la cavité naso-pharyngienne.

A la suite de cette intervention : 39°7, frissons, céphalée, dysphagie, contractions spasmodiques des muscles de la nuque et du sterno-cléido-mastoïdien gauche.

La fièvre tomba en huit jours et le torticolis disparut également. Depuis, l'oreille ne coule plus.

Le traitement consista en aspirine à dose massive, enveloppements chauds du cou, et gargarismes à base d'acide salicylique.

Pendant quelque temps encore après la guérison, on remarqua l'engorgement des pléiades cervicales.

2°) Un garçon de huit ans, présentant d'anciennes otites suppurées est amygdalo-adénectomisé sous anesthésie locale à la cocaïne-adrénaline.

La nuit, 38°; le lendemain, légère sensibilité du côté gauche du cou, et le père croit percevoir une tuméfaction ganglionnaire. Le lendemain, soit quarante-huit heures après l'intervention, le malade a le cou rigide et incliné vers la droite; il ressent des douleurs assez vives dans toute la région gauche du cou et surtout le long de la colonne vertébrale. Pas de fièvre.

Chaque matin en s'éveillant, le cou peut être remué, mais les douleurs reparaissent à gauche quelques heures après ainsi que la contracture qui dure jusqu'au sommeil. Guérison en huit jours.

Ferreri pense « que le torticolis ou *caput obstipum* observé chez ses deux malades opérés de végétations doit être considéré comme une contracture consécutive à une inflammation musculaire d'origine lymphatique, c'est-à-dire un spasme tonique du trapèze ou plus fréquemment du sterno-cléido-mastoïdien innervés par l'accessoire de Willis. Les lymphatiques de la voûte pharyngienne se subdivisent en deux réseaux : l'un muqueux superficiel, l'autre musculaire profond... Ces deux réseaux donnent issue à des groupes collecteurs supérieurs, moyens et inférieurs ».

Les collecteurs inférieurs ne nous intéressent pas : ils naissent de la moitié inférieure du pharynx et entretiennent d'intimes relations avec les lymphatiques du larynx.

Quant aux collecteurs moyens et supérieurs, naissant de la voûte naso-pharyngienne, des murs latéraux du pharynx et des amygdales, ils se dirigent vers la paroi postérieure qu'ils traversent pour se porter au dehors et se dérouler dans l'épaisseur de l'aponévrose prépharyngienne et finalement arriver dans le système périjugulaire ou dans les ganglions rétro-pharyngiens (Most — *Arch. f. Anat. u. Physiol. Anat. Abth.*, 1901 — p. 74).

Ce qui fait qu'en définitive les lymphatiques pharyngés finissent par aboutir au système sous-sterno-mastoïdien.

Le traitement ordinaire du torticolis post-opératoire est simple : repos au lit, compresses chaudes, hydrothérapie. Le pronostic en est bénin.

Complications pleuro-pulmonaires :

Nous avons déjà cité, à propos des complications pulmonaires après l'amygdalotomie, un certain nombre d'entre elles, les unes s'étant produites uniquement après une intervention sur les tonsilles, d'autres, au nombre de deux, ayant apparu après l'amygdalo-adénoïdectomie.

Mais l'opération des adénoïdes seule n'est pas mieux favorisée. Nous avons relevé dans la littérature médicale, tant française qu'étrangère, une série d'observations intéressantes. En comptant les cas que nous avons précédemment décrits, nous avons trouvé vingt-quatre complications des voies respiratoires publiées.

Broncho-pneumonie : Les bronchites aiguës simples ont été citées (Caramano, de Marseille), ainsi que la bronchite fétide (Kœnig), mais c'est certainement la broncho-pneumonie qui a le triste privilège de la plus grande fréquence.

Elle se présente avec sa symptomatologie ordinaire, d'emblée très marquée et a une allure des plus dramatiques.

Le docteur Cornet a eu l'occasion d'adénectomiser un enfant de quatre ans, de souche tuberculeuse, chétif et malingre. Le lendemain de l'opération, on constate une broncho-pneumonie gauche. Au bout de onze jours, guérison. Mais surviennent un foyer de broncho-pneumonie droite et une néphrite aiguë, avec urines rares, contenant des flots d'albumine. Anasarque. Mort quinze jours après, sans modification de l'état du poumon ni de celui des reins.

Delsaux cite une observation qui se termina par guérison de l'enfant. (Adénectomie sous narcose bromóthylique.)

La broncho-pneumonie survient d'une façon brusque et inattendue, parfois au troisième, au quatrième jour même après l'intervention (Fournier, de Marseille), chez un petit opéré jusque-là en très bonne santé. Grossard et Kaufmann rappellent l'histoire d'un petit malade, fils d'un confrère et ami, opéré pour des adénoïdes. L'opération avait parfaitement réussi, sans anesthésie. Les parents contemplaient avec une satisfaction non déguisée, le volumineux paquet adénoïdien enlevé. Leur reconnaissance était manifeste. Huit jours après, double broncho-pneumonie. L'enfant fut à deux doigts de la mort. Le père, dont la gratitude s'était évanouie, manifesta de vifs regrets d'avoir laissé opérer son fils.

Parfois la broncho-pneumonie vient se compliquer de pleurésie purulente (Lubet-Barbon, amygdalo-adénectomie sous-narcose brométhylique) ou de pleurésie gangréneuse de la grande cavité ou enkystée putride (deux cas de Tuffier après adénectomie, traités par l'ouverture; guérison dans le premier, mort de méningite suppurée un mois après, dans le second).

La broncho-pneumonie post-opératoire présente une gravité particulière à cause du terrain sur lequel elle évolue : débilité fréquente, choc opératoire, hémorragie, etc.

Congestion pulmonaire : Bassim (thèse Paris 1913) a publié deux observations inédites de complications broncho-pulmonaires à la suite de l'intervention. Dans l'une, il s'agit d'une bronchite aiguë survenant quatre jours après une simple adénectomie pratiquée sans narcose chez une fillette de huit ans. L'autre concerne une petite fille de onze ans, amygdalo-adénectomisée sans anesthésie, elle aussi. Trois jours après, la température monte à 38°2, et l'examen du poumon révèle des sous-crépitants fins aux deux bases, que Bassim rattache à une congestion pulmonaire.

Pneumonie : Voici un enfant qui vient d'être adénectomisé, l'opération a parfaitement réussi; aucun incident n'est venu la troubler, pas même la cyanose passagère symptomatique de la chute d'un fragment adénoïdien dans les voies respiratoires. La première journée a été bonne et le petit malade a demandé à se lever, à jouer et à manger. Le soir, à peine un peu de température, l'élévation de quelques dixièmes ou d'un degré, que l'on rencontre si communément après l'intervention. Le second jour a été à peu près normal, tout au plus a-t-on remarqué dans quelques cas une toux légère accompagnée d'un peu de fièvre, et voici que brusquement, vers le soir, l'enfant est pris d'une élévation soudaine de la température à 39°5 ou 40°. L'état fébrile se maintient autour de 40° pendant plusieurs jours où se dessine parfois, mais non toujours, un état méningé : Kernig, raie vaso-motrice, chair de poule, céphalée tenace et violente. Vers le cinquième, sixième ou septième jour, quelquefois aussi le huitième jour, une phase de crise énorme, violente se manifeste brusquement, brutalement : collapsus avec sueurs profuses intenses, perte absolue des forces, somnolence et sommeil qui peut durer douze heures et plus et ressembler au coma. Cet état particulier n'est que la période de crise d'une pneumococcie infantile dont la pneumonie va évoluer au point de vue physique. Cette crise se traduit aussi par une brusque augmentation des urines, par de la diarrhée, symptôme extrêmement fréquent, sinon constant, et très important pour annoncer le début prochain de la phase de déclin : c'est le signe précurseur à brève échéance de la défervescence.

D'autres fois les signes physiques de la pneumonie évolueront plus tôt, ou bien deux ou trois jours avant la phase critique, ou bien dès le début de la montée thermique.

Béco (de Liége) a signalé trois cas de pneumonie post-opératoire.

1° Une fillette de neuf ans, bien portante est opérée des amygdales au morceleur et adénectomisée à la curette, sous narcose bromethylée. L'intervention qui eut lieu le matin à huit heures et demie fut normale. Le soir à six heures, l'enfant est fatiguée. Vomissements. Température 37°9. Rien dans la gorge. Aucun malaise spécial. Le lendemain l'enfant tousse. Température, matin 38°4; le soir 39°5. Le surlendemain 40°. Pneumonie manifeste à la base droite; quelques râles à gauche. Evolution normale d'une pneumonie lobaire sérieuse, qui guérit.

L'enfant n'avait pas aspiré de sang dans les voies respiratoires supérieures. Il ne faisait pas chaud dans la chambre d'opération (à domicile).

2° Amygdalo-adénectomie sous narcose brométhylée d'un petit garçon de sept ans. L'enfant est opéré à l'hôpital par un des assistants du docteur Béco.

Le deuxième jour, pneumonie.

Y a-t-il eu refroidissement pendant le transport de la table d'opération à la salle des malades?

3° Une fillette est adéno-amygdalotomisée; la température qui atteignait 36°8 la veille de l'opération, atteint 38°3 le soir et 40°5 le lendemain de l'intervention. On découvre une « pneumonie violente », elle-même suivie immédiatement de scarlatine confirmée : des eschares pharyngées sont recouvertes d'enduits à streptocoques. La fillette a dû être opérée pendant la période d'incubation.

Lubet-Barbon opéra un enfant de sept ans, très nerveux, se défendant beaucoup et criant : « Vous allez me tuer! » Opéré sous anesthésie brométhylée, dans un hôtel assez mal installé, on pratique simultanément : adénectomie, amygdalectomie, section de la cloison. Une pneumonie avec gangrène probable, due vraisemblablement à une embolie septique, ne tarda pas à se produire. On pratiqua l'opération d'Estlander. Le petit malade mourut un mois plus tard, au milieu d'accidents méningés.

Une enfant de neuf ans (Maillet et Aimes. *Société de médecine de Montpellier,* 31 mai 1912) est opérée de végétations adénoïdes. Le lendemain se déclare une pneumonie du sommet droit. Après la défervescence, rechute à gauche avec participation de la plèvre. Guérison au bout d'un mois et demi.

Abcès du poumon : Fallas fait mention d'un cas très intéressant de cette nature. (Polyclin. Brux., 1911, p. 81-88).

Il s'agissait d'un homme de trente ans opéré sous narcose chloroformique.... Le malade fut difficile à endormir....On enlève une crête gauche, une queue de cornet à droite et une végétation entretenant une suppuration chronique de l'oreille.

Trois jours plus tard, la température monte à 40°; puis apparaissent les signes cliniques d'un abcès pulmonaire du lobe inférieur gauche qui se termine par vomique et guérit.

Cette complication fut due probablement à l'aspiration du sang ou d'un fragment de tumeur adénoïde dans les bronches.

Nous n'avons pu trouver dans la littérature médicale d'autres observations détaillées de complications broncho-pulmonaires postopératoires. Cependant un grand nombre d'auteurs en parlent comme d'infections possibles, d'autres (Richardson) comme des complications qui se produisirent, mais ne furent pas publiées.

Dans un travail d'ensemble sur l'ablation totale des amygdales, Arthur Meyer (*Sammlung klinischer Vortræge,* 1910, Leipzig, numéros 570-571) signale plusieurs complications survenues après l'intervention. Ce sont des rhumatismes articulaires, des exanthèmes divers, de la gangrène pulmonaire, des septicémies (Sonntag) et une pyohémie mortelle ayant duré trois semaines (Damianos et Hermann).

Nous ne reviendrons pas sur la pathogénie de ce genre de complications infectieuses. Nous nous sommes suffisamment étendu sur ce sujet précédemment. Nous rappellerons simplement que la septicité opératoire est possible, que l'infection d'origine locale, par chute de fragments détachés dans les bronches a été démontrée dans quelques cas par Guisez, mais que la plupart du temps, la localisation secondaire après infection sanguine primitive nous paraît être la pathogénie la plus plausible.

Voici une observation de Guisez (*Ann. mal. de l'oreille,* etc., 1912).

Fillette de cinq ans, opérée trois semaines auparavant de végétations adénoïdes. M. Boulloche remarque que l'enfant présente une certaine gêne de la respiration et qu'elle rend des crachats purulents depuis dix jours. L'haleine est fétide.

Il y a trois jours, survint un accès très vif de suffocation qui a duré plus d'une demi-heure. Dans la nuit suivante, la respiration est très gênée. Ce matin, les docteurs Boulloche et Furet pensent à un corps étranger bronchique lorsque survint un accès de suffocation.

Guisez est appelé. Rien à l'auscultation.

On pratique la bronchoscopie supérieure (tube fenêtré de 30 centimètres et de 7 millimètres) : à l'entrée de la bronche droite, une espèce de magma jaune gonflé mobile avec les mouvements respiratoires. On le saisit avec une pince et on le retire par la lumière du tube. C'est un paquet adénoïdien macéré, gonflé, peu altéré, de la grosseur d'une noisette.

L'extraction de ce corps étranger amène l'expulsion d'une quantité de muco-pus assez considérable.

Ecouvillonnage de la bronche avec de l'ouate; on enlève difficilement et par fragments un autre petit corps étranger qui flotte à l'intérieur de la bronche.

Suites normales.

Mais remarquons que les cas où il a été vraiment démontré qu'il s'agit d'infection par fragments de végétations ou d'amygdales inspirés se sont tous terminés par vomique (dans un cas, l'enfant vomit du pus, des débris de coques d'abcès et des morceaux ressemblant à des fragments de végétations; dans un second, vomique; dans un troisième, c'est l'observation ci-dessus). Dans ces cas le processus infectieux était superficiel, limité aux grosses bronches; dans le dernier cas en effet, les fragments sont enlevés à la bronchoscopie. C'est tout différent de ces broncho-pneumonies voyageantes, allant d'un côté à l'autre, se déplaçant du jour au lendemain, évoluant comme une broncho-pneumonie rubéolique.

Et si nous envisageons la fréquence de la température après les adénectomies (pour certains auteurs il y en aurait toujours), température plus ou moins forte suivant que les toxines circulantes sont en plus ou moins grande quantité, et surtout aussi suivant la qualité de de la septicémie plus ou moins atténuée, suivant la quantité des microbes charriés par le sang, si nous envisageons cela, disons-nous, nous arrivons à cette conclusion logique que dans la majorité des cas, les complications pulmonaires banales : broncho-pneumonies, pneumonies, etc., sont la localisation d'une infection sanguine plus ou moins intense et plus ou moins marquée.

Accidents traumatiques et leurs conséquences

Ils sont véritablement plus rares que les complications précédentes. On pourrait leur rattacher, dans une certaine mesure, un assez grand nombre d'hémorragies. C'est ainsi que nous avons déjà parlé de l'accident unique survenu à Schmiegelow, lorsque, adénectomisant une fillette de douze ans, la curette de Gottstein lésa la carotide interne droite sur une grande étendue. Cette artère était repoussée par un volumineux paquet ganglionnaire, et sa blessure entraîna rapidement la mort.

Lésions des tissus voisins :

Au cours de l'adénoïdectomie, sous l'influence d'un faux mouvement du malade ou de l'opérateur, le *vomer* a été quelquefois sectionné. Le couteau s'accroche à une exostose vomérienne et l'os cède. Phillips vit le détachement d'une portion considérable du vomer. Des hémorragies graves, très graves même (Delie) peuvent en être la conséquence, surtout quand l'adénectomie est pratiquée avec des pinces dont le redressement trop accentué permet l'arrachement de parties du vomer et même de parties postérieures des cornets inférieurs. Aboulker, d'Alger, cite une observation analogue :

Un enfant de quatre ans est opéré des végétations adénoïdes. Au moment du curettage, l'aide qui tient l'enfant laisse brusquement la tête se mettre en déflexion. Le bord postérieur du vomer prend une direction horizontale et se présente brusquement à l'instrument, qui ramène une lame de vomer de 1 cm. 5. Une demi-heure après, hémorragie, arrêtée par tamponnement.

Nous ne nous étendrons pas sur les blessures des organes voisins, blessures occasionnées par des instruments insuffisamment refroidis. Ces accidents ne doivent pas se produire et n'ont été, d'ailleurs, que très rarement signalés.

Beaucoup plus nombreuses, au contraire, sont les blessures des piliers du voile du palais. Dans certains cas il ne s'agit que d'une contusion plus ou moins grave du voile occasionnant de la voix nasonnée pendant une période parfois fort longue (dans un cas de Bourak, le nasonnement qui avait débuté deux jours après l'adénectomie, persistait encore trois mois plus tard). Phillips vit une lacération du pilier postérieur qui nécessita trois sutures trois jours après l'opération.

Larecky signale deux blessures de la luette; dans un de ces cas, la lésion était telle que l'organe était complètement détaché.

Le voile lui-même, malgré sa mobilité, n'a pas été épargné. Abrams raconte que dans une clinique berlinoise, un enfant de treize ans opéré avec une curette de Gottstein fit un effort pour fuir. dès l'introduction de l'instrument; il en résulta une rupture du voile de son bord libre à son insertion au palais osseux. Chappell (1) observa une rupture du voile du palais : dix jours après l'opération l'enfant présentait une lacération irrégulière du voile s'étendant du bord libre de ce dernier jusqu'à la partie la plus élevée du palais.

(1) *Laryngoscope*, december 1902.

Grossard et Kaufmann racontent que l'un d'eux a été témoin de l'effondrement du voile du palais, pratiqué par un débutant. En opérant brutalement des végétations, il était sorti du cavum et continuait à racler sur le voile lui-même.

Une autre fois, le même auteur a assisté à la déchirure du bord libre du voile chez un enfant non anesthésié et mal tenu. En se débattant et en redressant fortement la tête en arrière au moment du curettage, il avait accroché violemment son voile au talon de la curette.

Le même enfin a été le confident d'une vaste déchirure du voile, survenue à la suite d'une opération à la pince, dans une prise malencontreuse.

M. Castex signale aussi un petit bourgeon d'origine opératoire sur le dos du voile du palais. Cette néoformation n'était nullement sensible au toucher naso-pharyngien.

Les adhérences :

L'avulsion des dents parfois signalée, par exemple par Bourak, se produit le plus souvent chez de jeunes enfants lorsqu'on retire l'abaisse-langue ou le couteau. Mais ces accidents sont rares et présentent une importance moindre que les blessures du palais mou et des piliers.

Escat a rapporté, dans les *Archives internationales de laryngologie* (n° 1, 1905) le cas d'un jeune homme de dix-neuf ans opéré une première fois et qui dut subir une seconde intervention, parce que récidive. Un médecin habitant une localité voisine de l'endroit où demeurait le jeune garçon procéda à un curettage méthodique et successif des quatre parois du pharynx. Dysphagie douloureuse immédiate, qui persista trois semaines environ. Pendant les mois qui suivirent, la respiration nasale se fit de plus en plus mal, l'audition baissa progressivement. Au bout de quelques mois, respiration nasale impossible. Escat le vit alors. L'examen du pharynx permit de constater une adhérence du voile et de la luette à la paroi pharyngée postérieure. Adhérence plus prononcée à gauche. Avec un stylet recourbé, Escat put découvrir, derrière le pilier postérieur droit, un pertuis qui conduisait dans le naso-pharynx. Le rétrécissement est dû à l'avivement inutile des parois du pharynx. Après plusieurs mois de traitement, Escat parvint à guérir le malade.

Ce qu'il y a de plus curieux dans cette observation, c'est que le médecin avait oublié d'enlever les végétations adénoïdes de la voûte. Il avait tout gratté, sauf la bonne région. Escat ajoute, malicieusement, que ces opérateurs profanes, assimilant le naso-pharynx de l'adénoïdien à une cavité utérine fongueuse ou infectée, ou encore à un clapier tuberculeux, croiraient faire une opération incomplète s'ils ne curettaient pas avec acharnement tous les coins et recoins de la cavité naso-pharyngée. Escat conclut en disant que dans l'adénoïdectomie il faut raser un organe trop luxuriant et non déraciner un néoplasme malin.

Au *Congrès d'otologie de Paris de 1909* Kœnig a présenté une fillette, autrefois adénectomisée, atteinte d'une obstruction nasale complète, opératoire probablement. L'examen montrait une cicatrice médiane allant du voile du palais à la base de la langue. Toute la paroi postérieure du pharynx était cicatricielle; les parois latérales étaient attirées vers la ligne médiane et les piliers postérieurs étaient adhérents. A droite, au voisinage de la luette, une petite ouverture conduisait dans le cavum et admettait une sonde de 7 millimètres.

Mlle Bouteil (*Annales des maladies de l'oreille,* déc. 1909), a signalé trois observations recueillies dans le service de M. Sebileau.

Dans la première, il s'agit d'une fillette de sept ans, adénectomisée en 1907. En 1909, elle entre à Lariboisière, et l'on constate que le voile est normal comme forme et coloration. Pendant les mouvements de contraction du voile, la partie médiane et la luette seules sont mobiles. Les parties latérales du voile, les piliers postérieurs restent adhérents à la paroi pharyngée. L'index passe à peine derrière le voile. Par le toucher, on a la sensation de pénétrer dans un anneau dont les parties latérales, extrêmement serrées, sont constituées par du tissu de cicatrice unissant les deux piliers postérieurs à la paroi pharyngée postéro-latérale.

La deuxième observation concerne un enfant de six ans et demi, opéré à quatre ans de végétations adénoïdes, Un an après, nouveau curettage. Trois mois après la deuxième intervention, voix nasonnée, articulation défectueuse, toux fréquente, mauvais état général. Le docteur Grossard, qui vit l'enfant, constata une adhérence presque complète du voile avec la paroi pharyngée, adhérence telle que l'index ne pouvait franchir le voile ni pénétrer dans le cavum. L'enfant entre à Lariboisière le 2 juillet 1905. Le voile est normal en apparence. Absence de la luette. Pendant la prononciation de A , le voile se contractant par la tension du péristaphylin externe, la déformation apparaît alors nettement. La partie médiane libre s'élève. Quant aux parties latérales adhérentes, elles ne suivent pas le mouvement d'ascension. Au toucher le doigt est enserré dans un diaphragme dont les bords sont constitués par le voile en avant, par le pharynx en arrière, latéralement par les adhérences du voile au pharynx.

Dans la troisième observation, il s'agit d'une jeune fille de dix-huit ans opérée en 1902 de végétations. Depuis, le timbre de la voix s'est modifié. A l'inspection du pharynx, asymétrie du voile, bridé à droite par l'adhérence du pilier postérieur à la paroi latérale du pharynx et tendu obliquement de haut en bas vers le pilier gauche. Cette adhérence existe sur une longueur de un centimètre et demi environ et immobilise en partie le voile du palais de ce côté.

Notre maître A. Castex a constaté chez un enfant opéré il y a deux ans en province une large bride cicatricielle transversale englobant les deux piliers postérieurs et l'amygdale gauche hypertrophiée laissée en place. Une simple incision verticale suivie d'une amygdalotomie supprimèrent cette synéchie.

Mac Leod Yearsley a vu une jeune femme de trente ans qui avait été adénectomisée.Quand il l'examina,il constata que le naso-pharynx n'était plus qu'une masse cicatricielle. Du côté gauche, adhérences du pilier postérieur avec la paroi pharyngée. Au toucher on avait la sensation de pénétrer dans une éponge mal préparée.

Une autre fois, le même auteur a vu une adhérence complète du voile à la paroi postérieure du pharynx. Il subsistait un petit orifice, laissant à peine passer une sonde ordinaire.

Des observations analogues ont été signalées par d'autres opérateurs. Nous devons à la grande obligeance de notre maître Grossard l'observation suivante :

Une enfant de cinq ans se présente au dispensaire Furtado-Heine avec des troubles de respiration nasale (bouche ouverte). La mère raconte que depuis l'opération des végétations adénoïdes, pratiquée quelques semaines auparavant, son enfant respire de plus en plus mal. A l'examen qui a lieu cinq semaines environ après l'intervention, on constate une bride épaisse cicatricielle, partant du raphé médian du pharynx et se dirigeant des deux côtés vers les piliers postérieurs du voile qu'ils attiraient à la façon d'une corde d'arc tendue. Les piliers postérieurs n'étaient pas soudés au pharynx; le voile lui-même était libre. On avait donc l'impression que la plaie primitive avait dû être provoquée par une poussée violente d'un abaisse-langue qui, retenu momentanément par les arcades dentaires, avait eu une échappée brusque et avait ainsi défoncé la muqueuse du mur postérieur du pharynx. Il a suffi d'enlever au morceleur des amygdales le tissu cicatriciel pour libérer les piliers postérieurs du voile et ramener la respiration nasale.

Notons que dans cette intervention, on n'avait pas touché aux amygdales, et par conséquent l'hypothèse d'un mouchage des piliers au morceleur, d'un écrasement des piliers et de l'amygdale est inadmissible.

Le docteur Astier a été le témoin d'une synéchie post-opératoire très curieuse. L'opérée, une fillette de dix ans, avait été adénectomisée un an auparavant, par un autre confrère, à la pince. En examinant le pharynx, on le croirait à première vue syphilitique. Le voile adhère au pharynx dans ses trois quarts du côté droit : luette, piliers, bord libre du voile, tout est confondu dans une large bride cicatricielle, blanchâtre, résistante. On remarque une dépression fibreuse, d'aspect cicatriciel, située sur la ligne médiane du pharynx, au-dessous de l'adhérence. Le toucher montre l'existence à gauche d'une communication avec le naso-pharynx. L'enfant entend mal; l'oreille gauche suppure. La voix est nasonnée et la respiration buccale.

A la *Société de laryngologie de Paris* (14 avril 1910), M. Courtade a raconté l'histoire d'un enfant de sept ans, opéré de végétations adénoïdes à l'âge de quatre ans. Un an après il a été réopéré sous anesthésie. Dans une troisième intervention, on procède à l'ablation des amygdales. Le rapporteur a constaté chez cet enfant l'existence d'une soudure vélo-pharyngée incomplète, consécutive à la deuxième intervention. Au-dessous de la ligne d'adhérence, on observe sur la paroi pharyngée postérieure du tissu cicatriciel. Il ne reste qu'un étroit orifice derrière la luette qui ne permettrait pas l'introduction d'une curette à végétations.

M. de Parrel a été le témoin d'une curieuse adhérence post-opératoire dont il a bien voulu nous communiquer l'observation. Nous allons la résumer brièvement :

Il s'agissait d'un enfant âgé de huit ans, adénoïdien typique présentant en outre de volumineuses amygdales. Il est amygdalo-adénectomisé sous anesthésie au chlorure d'éthyle. L'enfant mal maintenu par un aide nouveau se débat fortement et se dérobe à trois reprises.

Quinze jours après, de Parrel constate la présence d'une adhérence de la muqueuse pharyngée aux deux piliers postérieurs. La respiration a été très gênée pendant quatre jours, et depuis deux jours de violentes crises de suffocation se produisent la nuit. L'opérateur, le lendemain, dilacère l'adhérence au doigt.

Mais après neuf jours de respiration normale, les phénomènes de suffocation redevenant peu à peu aussi inquiétants que la première fois, M. Castex consulté décide de rompre l'adhérence au thermo-cautère. Tout rentre dans l'ordre pendant quatre semaines.

Puis les accidents d'asphyxie se reproduisent. M. Malherbe consulté pratique alors avec succès une troisième intervention sous anesthésie au chlorure d'éthyle. Il sectionne en son milieu l'adhérence pharyngée et réunit la tranche droite au pilier correspondant avec un seul point au catgut. Toute néoformation adhésive devient ainsi impossible et l'enfant respire librement maintenant.

M. de Parrel attribue cet accident traumatique grave à la dilacération de la muqueuse pharyngée reposant sur une forte saillie postérieure.

Les synéchies, les adhérences post-opératoires, dont nous venons de résumer quelques observations, détermineront à leur tour des symptômes d'obstruction nasale et de troubles auriculaires. De sorte que l'intervention que l'on a faite pour enlever les végétations adénoïdes aura été non seulement inutile, mais nuisible. Les lésions engendrées résistent souvent à toute espèce de traitement, et même lorsque la guérison doit en être la terminaison heureuse, il faut souvent attendre plusieurs mois et parfois plusieurs années.

Les troubles auriculaires se manifestent sous forme d'otite moyenne chronique catarrhale. Parfois, sous l'influence d'une maladie infectieuse intercurrente, l'otite pourra se transformer en otite suppurée, avec toutes ses conséquences. Quant à l'acuité auditive, elle peut diminuer jusqu'à la surdité complète.

Les traumatismes tendent donc assez souvent vers des cicatrices vicieuses. Peut-être faudrait-il faire intervenir ici l'état général du sujet, la tendance particulière de certains malades à faire de la sclérose. « Certains auteurs estiment que ces accidents cicatriciels ne surviennent que chez les hérédo-syphilitiques. » (Grossard et Kaufmann, rapport cité, p. 483). M. Sebileau s'est fait le défenseur de cette hypothèse et, à ce propos, fait judicieusement remarquer que, bien que les adénectomies pratiquées par des débutants soient légion, les adhérences consécutives sont extrêmement rares. Et cependant les blessures, les éraillures de la muqueuse du voile ou des piliers doivent être infiniment plus fréquentes que le nombre des accidents publiés. Pourquoi donc les cicatrices se produisent-elles chez certains malades et non chez d'autres? Peut-être à cause de cette syphilis héréditaire incriminée par M. Sebileau. Il est fort possible que la syphilis acquise joue parfois un rôle de première importance.

Nous venons d'observer un cas d'adhérence très curieux sur une malade que le docteur Lagarde nous a fort aimablement présentée. Cette jeune femme, âgée de vingt-six ans, a présenté il y a sept ans un mal de gorge à prédominance unilatérale, dont la durée fut de six semaines environ. La malade ressentait des irradiations douloureuses dans les oreilles et avalait avec difficulté. Il s'agissait certainement d'un chancre de l'amygdale.

Il y a quatre ans et demi, le docteur Lagarde procéda au morcellement des amygdales sous anesthésie au chlorure d'éthyle.

Un mois après l'intervention, la malade avale difficilement et six mois plus tard les aliments et surtout les liquides refluent par les narines. Une perforation du voile s'est constituée et elle se cicatrise sous l'influence de piqûres de biiodure.

Surviennent une série de rechutes, et actuellement la malade mange facilement, mais ne peut boire que du thé. A l'examen à l'abaisse-langue, on ne distingue plus nettement les piliers. La fosse amygdalienne est plane, d'aspect cicatriciel, d'un ton rosé, sillonnée de traînées blanchâtres. La luette est reliée aux piliers postérieurs par un tissu fibreux très dense, et le tout adhère à la paroi postérieure du pharynx. Lorsque l'on attire la langue hors de la bouche, la fosse amygdalienne se reforme, le sommet de la luette se porte légèrement en avant, laissant derrière lui un petit pertuis de 4 mm. environ de diamètre, le seul orifice faisant communiquer la bouche avec le cavum.

Si l'on avait pratiqué une adénectomie, on n'eût pas manqué d'incriminer l'intervention. Il ne s'agissait cependant que d'une fusion spontanée d'origine mais non de nature syphilitique. De semblables lésions cicatricielles sont relativement fréquentes en dehors de tout traumatisme opératoire.

Le TRAITEMENT des adhérences est variable. Kœnig, chez sa petite malade, a pu obtenir la guérison en employant l'appareil de M. Delair, de Paris.

La suppression de ces néoformations post-opératoires gênantes est difficile le plus souvent. Dans une observation de M. Grossard il s'agissait d'une chanteuse qui, quelques semaines après l'opération, se plaignait d'éprouver une certaine gêne dans l'émission des sons. A l'examen, on constate la présence d'une adhérence du pilier droit à la gouttière pharyngée. La guérison ne fut obtenue que grâce à l'interposition d'une plaquette de celluloïd maintenue en place par deux érignes, entre les surfaces dilacérées au doigt, après rupture de la synéchie.

Guisez, dans le but d'éviter les récidives après la destruction des adhérences, a imaginé une sorte de drain en double bouton de chemise, facile à introduire par la bouche après tension sur un porte-coton pharyngé, et qui reste en place sans gêne pour le malade. On devra poursuivre longtemps la dilatation pour éviter la récidive. Quatre cas ont été traités ainsi avec succès.

Assez souvent l'intervention sanglante a été jugée nécessaire. Elle consiste essentiellement à reconstituer le voile et les piliers en cherchant à atteindre le type normal. Dans un cas, M. Sebileau procéda de la façon suivante : libération de la face postérieure du voile par deux incisions partant du pôle supérieur des amygdales et intéressant la partie tout antérieure du diaphragme. Suture des incisions au moyen de trois fils de platine les rapprochant sur la ligne médiane. Les fils restèrent en place huit jours. Résultat excellent.

On pourra aussi mettre en œuvre les très nombreux procédés employés pour les adhérences et les rétrécissements syphilitiques.

Les pharyngites sèches :

Nous ne voulons pas parler des pharyngites nasales aiguës, avec ou sans douleurs auriculaires, qui ne sont pas des manifestations très rares (Brindel) consécutives à l'adénectomie. Ces complications infectieuses surviennent lorsque l'on opère un sujet en puissance d'adénoïdite, ou bien lorsque l'intervention a lieu trop tôt après un examen digital, principalement dans les cas où un refroidissement (chemin de fer, voiture) a suivi l'opération (Brindel, *Revue de laryngologie*, Paris, 1897).

Il est un accident post-opératoire, vraiment traumatique, dont les conséquences sont très ennuyeuses : nous voulons parler des *rhino-pharyngites sèches* consécutives à l'intervention. La sécheresse de la muqueuse du naso-pharynx est la conséquence de ce que celle-ci a été enlevée au-dessous des végétations. A sa place se constitue un tissu de cicatrice plus ou moins épais, blanchâtre et sec (Rethi-Kofler).

Glas mentionne l'observation d'une proéminence vertébrale assez forte au niveau de la luette, continuée par un recessus assez profond qui détermine de la difficulté de la respiration, où l'adénectomie n'est pas suivie du succès ordinaire et où souvent un catarrhe sec est la conséquence de l'intervention. Il est vraisemblable d'admettre que la présence d'une telle proéminence favorise manifestement le décollement de la muqueuse rhino-pharyngée, l'amorce se faisant facilement par l'accrochage du couteau sur le tubercule osseux saillant.

D'autre cas semblables ont été publiés. Kofler à la *Société de laryngologie de Vienne* (7 février 1912) a présenté un homme de dix-neuf ans, qui après l'extirpation d'une amygdale pharyngienne dont il présentait les symptômes d'hypertrophie typiques et très accusés, manifesta des signes tout à fait d'autre nature et beaucoup plus désagréables que ceux relevant de la présence de végétations adénoïdes. Il s'agissait d'une rhino-pharyngite sèche. A la même séance, on rapporta un autre cas semblable.

L'asphyxie :

Nous n'avons pas grand'chose à ajouter à ce que nous en avons dit à propos de l'amygdalotomie. Il arrive parfois qu'au cours de l'intervention, de petits fragments adénoïdiens ou du sang tombent dans le larynx, provoquant une asphyxie passagère. C'est pour éviter de tels accidents que certains opérateurs emploient un abaisse-langue dont la portion interne présente une cuvette à bords relevés, épousant autant que possible le contour du pharynx : c'est l'abaisse-langue à panier dont il existe actuellement divers modèles.

L'asphyxie est très rapide : la respiration s'arrête, le malade est violacé, les lèvres sont cyanosées.

Quand la tête est verticale, la voûte pharyngienne domine l'orifice glottique situé immédiatement au-dessous. Par sa forme, le pharynx contribue à diriger les corps étrangers et les productions pathologiques sectionnées du cavum dans le pharynx. « On peut comparer le pharynx, dit en effet Clary dans sa thèse, à un cylindre dont on aurait enlevé la moitié antérieure, à une gouttière dont le fond repose sur la colonne vertébrale. A partir du voile cette gouttière se rétrécit progressivement, et quand la paroi antérieure est reconstituée par la base de la langue, le tissu cellulaire rétro-hyoïdien, l'épiglotte, le pharynx devient un entonnoir dont la base est en haut et le sommet en bas. »

Bris d'instruments :

Hicguet père eut un curette qui se brisa dans le naso-pharynx; le fragment fut d'ailleurs extrait facilement avec une pince.

D'autres auteurs ont mentionné deux cas analogues : dans l'un, la lame brisée d'une curette tomba et fut retrouvée dans les selles trois jours après sans dommage (1). Dans un autre (2), la lame brisée resta dans le rhino-pharynx et ne fut enlevée qu'au prix des plus grandes difficultés.

A propos des bris d'instruments, M. Castex cite l'observation d'un enfant de douze ans anesthésié au bromure d'éthyle, qui contracte fortement son maxillaire inférieur au moment où l'on introduit le couteau de Schmidt dans le naso-pharynx. Sous l'influence de ce violent trismus l'instrument se rompt au point de moindre résistance (Aka, *Revue hebdomadaire de laryngologie,* 1905). Chauveau cite un cas analogue.

---

(1) Holmes. *Journ. of the amer. med assoc.*, march 23, 1901.

(2) Holmes. *Journ. of the amer. med, assoc.*, march 23, 1901. (Ce cas est dû à Fariick).

CHAPITRE CINQUIÈME

INCIDENTS COMMUNS A L'AMYGDALOTOMIE ET A L'ADÉNECTOMIE

On a signalé, principalement chez les enfants non endormis ou mal anesthésiés, des accidents hystériques, voire même épileptiques. Les sociétés de neurologie et de psychiâtrie ont discuté le rôle de l'émotion dans la genèse des accidents névropathiques, et M. Dupré, dans son rapport à la réunion des sociétés de neurologie et de psychiâtrie, a rappelé, d'une façon toute particulière, le rôle de l'émotion dans la genèse des psychoses confusionnelles. On comprend donc l'importance que peut prendre l'émotion-choc (Séglas et Collin (1).

Notre maître A. Castex, a observé des palpitations survenant huit jours après une amygdalo-adénectomie, pratiquée sous anesthésie au chlorure d'éthyle, chez une fillette de dix ans, jusque-là en bonne santé. L'examen clinique du cœur ne révélait aucune lésion.

Spasme et asphyxie :

Delie a récemment signalé un *spasme du larynx* survenant à la suite d'adénectomie chez une jeune fille de dix-huit ans. L'intervention se fit sous narcose générale, avec une anesthésie locale à l'alypine. Survint brusquement un spasme laryngé semblable à celui qui suit un attouchement intra-laryngien. Ce spasme s'accompagna de frayeur et d'un réel état asphyxique, avec chute et mort apparente. La malade sortit de sa crise d'une manière identique à celle qui se révèle à l'issue d'une crise d'épilepsie. Au bout d'un quart d'heure, tout était passé. L'opérateur avait eu une grande crainte, l'hémorragie, en effet, ayant continué durant la crise.

Cette jeune fille était nerveuse et avait déjà présenté plusieurs

(1) Voir *Presse méd.* 1er fév. 1911.

spasmes du larynx dans sa jeunesse, avec chute et asphyxie, aussitôt que l'enfant ressentait un accès de colère. Or, précisément, immédiatement avant l'asphyxie de l'opération, la malade avait voulu crier.

Bourak s'est trouvé aussi, au cours d'une intervention, en présence d'un cas semblable de spasme du larynx.

Parfois le spasme est provoqué par la chute d'un fragment de végétations enlevées; et il est même possible que cette chute intra-laryngée soit la cause la plus fréquente d'asphyxie. Hicguet et Fallas (1) opérèrent un jeune enfant qui aspira dans son larynx du sang provenant de l'ablation d'une amygdale. Un spasme glottique se produisit, l'asphyxie nécessita la respiration artificielle; au bout de quelques instants l'enfant se mit à tousser et tout rentra dans l'ordre. On se rappelle aussi le cas de Moscati.

Bar a publié l'observation d'un enfant de cinq ans et demi, chez qui pareil accident est arrivé. Dès le premier coup de curette, une partie des végétations détachées tombe dans le pharynx. L'enfant fait une profonde inspiration, puis la respiration cesse complètement. La cyanose est immédiate et l'opérateur, avec l'index droit introduit dans la cavité buccale et dans le vestibule du larynx, retire le lambeau de végétations qui surplombait la région aryténoïdienne. L'asphyxie disparut immédiatement et l'opération fut terminée normalement.

Nous reviendrons sur la prophylaxie de ces incidents lorsque nous traiterons de la technique à suivre dans l'ablation des lymphoïdes du rhino-pharynx.

Les cas de *collapsus* sont vraiment rares ; Mygind en a rapporté, il y a une dizaine d'années, un cas intéressant. Nous allons le résumer :

Il s'agissait d'un enfant âgé de deux ans, rachitique, ayant présenté de la diarrhée et des symptômes bronchiques.

L'auteur l'opère de végétations adénoïdes, et pendant l'intervention, la respiration cesse complètement; les lèvres sont bleues, cyanotiques, l'hémorragie s'arrête; l'exploration digitale montre le larynx parfaitement libre. Comme la cyanose augmentait, l'opérateur fit la trachéotomie basse et la respiration revint dès que la trachée fut ouverte.

Or, il n'avait été employé aucun anesthésique.

L'auteur assista à deux autres cas semblables sans chloroforme. Il s'agissait de petits garçons de moins de deux ans présentant des signes certains de rachitisme. Dans chacun de ces cas, l'opération fut immédiatement suivie de laryngospasme, les lèvres étaient bleues, violacées, cyanosées, la respiration avait cessé pendant vingt-cinq ou trente secondes. Les deux cas paraissaient tellement graves qu'on s'apprêtait à trachéotomiser d'urgence. Mais on put s'en passer.

(1) G. Hicquet et A. Fallas. *Polyclinique*. Bruxelles, 1911, p. 81-88.

La syncope tardive :

On a observé des accidents lypothymiques tardifs, analogues à ceux que l'on rencontre en chirurgie générale, à la suite de traumatismes importants (interventions abdominales...)

Chauveau opère un enfant de dix ans et demi, ayant déjà eu des poussées fébriles éphémères, au cours desquelles il tombait dans un état de prostration assez marqué. Lorsqu'on lui administre un purgatif, il est dans un état de faiblesse hors de proportion avec l'action médicamenteuse.

Opération sans anesthésie : très légère hémorragie. Un quart d'heure après, l'enfant pâlit, présente des tendances syncopales; on ne constate aucune hémorragie. On met la tête en position basse.

La respiration est courte, faible, fréquente, irrégulière. Le pouls est petit, irrégulier, rapidement imperceptible. La respiration s'affaiblit encore, le visage est livide, les yeux vitreux, les extrémités refroidies.

On place l'enfant en plan incliné. On administre des toniques cardiovasculaires; peu à peu le visage se colore et tout disparaît progressivement.

Le même auteur a encore eu un cas analogue :

Il s'agissait d'un enfant de treize ans, qui aurait présenté des accès de somnambulisme. L'opération, pratiquée sans anesthésie, ne provoque qu'une perte de sang insignifiante. Vingt minutes après, l'enfant pâlit, ressent un malaise vague; état nauséeux; conservation de la conscience.

Le pouls est petit, irrégulier; pulsations avortées.

La respiration est faible, les téguments sont pâles. L'enfant reste en tendance syncopale, mais ne perd pas connaissance. On le place en position déclive, et lentement il revient à son état normal.

C. Chauveau rappelle (1) que certaines personnes ont un cœur qui présente une facilité déplorable aux accidents syncopaux immédiats ou tardifs ; et que de plus l'on opère sur une région extrêmement propre aux réflexes, ceux-ci étant d'ailleurs favorisés par le tempérament nerveux et la débilité physique marquée particulière à ces sujets considérés.

La mort pseudo-subite :

On sait qu'en médecine légale on comprend sous le nom de mort subite les cas où la mort survient plus ou moins rapidement, en quelques secondes, quelques heures ou même quelques jours, *mais d'une façon imprévue,* frappant sans cause apparente un sujet jusque-là bien portant ou n'ayant présenté que des troubles de la santé très légers ou du moins paraissant tels aux personnes de son entourage.

Se trouve-t-on dans ces conditions après l'amygdalo-adénectomie ? Oui et non. Il est bien évident que nous ne saurions parler de

(1) C. Chauveau. *Arch. intern. de laryngol., etc.* Paris, 1906, XXII, p. 828-830.

mort subite en présence d'un malade qui succomberait peu d'heures après une hémorragie profuse, alors même que la mort surviendrait sans que l'écoulement se fût produit. Le choc hémorragique mettant l'opéré dans un état de dépression intense, le place dans les meilleures conditions où le plus léger incident peut s'accompagner d'un accident mortel. Mais il n'en serait pas de même si l'opération avait été absolument normale, s'accompagnant d'une très légère perte sanguine, insignifiante même, et où la mort surviendrait peu d'heures après l'intervention, d'une façon aussi subite qu'imprévue. En parcourant tous les cas publiés, nous avons été obligés d'en élaguer un certain nombre. Il s'agit évidemment d'une mort soudaine en ce sens que tout danger paraissait écarté, et que hormis la possibilité d'une convalescence longue et pénible, on était certain que tout désagrément était éloigné; mais cependant l'opération s'étant accompagnée de complications, parfois d'accidents, mettant l'opéré dans un état de débilité extrême, il ne s'agit pas de mort subite au vrai sens du terme. On ne pensait plus aux graves complications, mais l'une d'entre elles au moins avait existé.

Eh bien, à notre sens, tous les cas publiés de mort subite ne sont pas autre chose que des morts brusques, soudaines en vérité, survenant à un moment où tout danger paraissait écarté.

Mais malgré cela, ces cas sont extrêmement intéressants à étudier, Ne voyons-nous pas, par exemple, dans un de ces faits, un malade âgé de quinze ans tonsillotomisé et curetté, présenter une abondante hémorragie primitive retardée? L'opération avait été faite sous anesthésie chloroformique. Malgré un arrêt rapide et un traitement énergique (sérum artificiel, strychnine, whisky, digitale en injections sous-cutanées) le malade meurt sept heures et demie après la cessation complète de tout écoulement de sang (1).

Nous pensons qu'il serait juste de dire « *mort pseudo-subite* » pour désigner ces cas de terminaison évidemment imprévue, mais dont la cause plus ou moins lointaine *n'avait pas échappé*.

Voici maintenant un cas absolument semblable (2) :

Il s'agissait d'une petite fille âgée de trois ans et demi, fréquemment enrhumée depuis deux mois. Aspect blême que la mère attribue à des attaques bilieuses nécessitant de fréquentes prises de calomel.

Cœur et poumons normaux.

On opère sous anesthésie (quelques bouffées de chlorure d'éthyle, puis éther). On enlève deux grosses amygdales cryptiques et une grosse masse molle d'adénoïdes. Après l'opération, hémorragie considérable qui diminue rapidement.

Dans la journée. on examine sa gorge plusieurs fois, à cause de sa figure pâle, et chaque fois pas d'écoulement sanguin. Le soir, Bradbury introduit

(1) J.-A. Stucky. *Sudden death following removal of tonsils.* (*Amer. Prak. a. N.* 1899.)
(2) F. Packard. *Amer. J. of. the Med. sc.* Phila. and N.-Y., 1910, p. 399-404.

un abaisse-langue, d'où vomissement, mais pas la moindre trace de sang. Tout d'un coup, dans un effort pour vomir, sa respiration s'arrête.

Trachéotomie : le larynx n'était pas obstrué; pas de sang. Injection intra-veineuse de sérum artificiel. L'enfant était morte.

Il n'y eut pas d'autopsie et cependant l'auteur incrimine le « status lymphaticus », rappelant le travail de W. Humes Roberts (1) qui rapporte plusieurs morts suivies d'autopsie. Dans chacune de ces observations Roberts parle d'hypertrophie thymique et incrimine l'anesthésique. Warthin (2) remarque que ce terme de « status lymphaticus » est très bien choisi pour désigner cet état particulier comprenant : la cachexie spéciale de l'hypertrophie thymique associée aux végétations, aux amygdales hypertrophiées, aux ganglions volumineux, etc....

Packard pense que dans son cas personnel, la mort est due au mécanisme invoqué par Blumer (3) qui veut que pendant les attaques de lymphotoxémie de ces sujets, la moindre cause banale (toxines microbiennes par exemple) soit susceptible de causer la mort par réflexe inhibiteur cardiaque.

Les cas de mort pseudo-subite ne sont pas rares : Delie en a rapporté un cas chez un enfant porteur de végétations sarcomateuses récidivées (4); Shuchardt a publié une mort « véritablement subite » en ce sens qu'elle se produisit brusquement au moment de l'ablation de l'amygdale droite (l'auteur ne sait quelle cause incriminer : hémorragie, axphyxie ou choc?).

---

(1) The Status lymphaticus, with particular Reference to Anesthesia in tonsil and adenoïd operations. *Laryngoscope*, sept. 1908.

(2) *Osler's modern Medicine*, vol. IV.

(3) *John's Hopkins hospital Bulletin*, oct. 1903, XIV, n° 131.

(4) Delie. *Rev. de laryng.*, etc. Paris, 1891, p. 545-546-547-548.

CHAPITRE SIXIÈME

LES FAUX ADÉNOÏDIENS

Nous entendons par « faux adénoïdiens » tous les malades que l'opération ne guérira pas ou guérira incomplètement, et souvent passagèrement, parce que leurs troubles *ne proviennent pas de végétations adénoïdes ordinaires,* ou bien ne sont pas exclusivement causés par elles.

Nous ne faisons pas allusion à ces opérés dont les troubles étaient uniquement causés par leurs végétations, et que l'ablation n'a pas guéris. Certains enfants, en effet, après l'opération, *ne peuvent s'habituer à respirer par le nez;* ils gardent la bouche ouverte par mauvaise habitude, d'où un certain nombre de complications possibles : laryngite, bronchite, etc... D'autres conservent des *troubles phonétiques;* quand il y a des végétations obstruant le cavum, on a le type de la *rhinolalie close* de Kussmaul. Après l'ablation, s'il reste de la parésie ou de la paralysie du voile, les malades ont le défaut de prononciation opposé; c'est-à-dire qu'ils parlent toujours en usant intempestivement du second résonnateur pharyngo-nasal dont ils étaient privés avant l'opération. C'est la *rhinolalie ouverte* dont le type se réalise surtout dans la paralysie du voile du palais (F. Helme). L'ouïe étant souvent peu développée chez les adénoïdiens, on conçoit aisément que ce n'est pas du jour au lendemain que nous obtiendrons le retour à l'état normal, d'autant plus que les cavités osseuses rétro-nasales sont souvent profondément déformées. Parfois c'est le voile du palais qui, longtemps encore après la disparition des adénoïdes, garde une certaine impotence fonctionnelle (faits de Cartaz). Chez d'autres malades, nous avons affaire à des *troubles vocaux* : la raucité plus ou moins prononcée de la voix, l'affaiblissement du timbre, qui persistent souvent malgré l'intervention. Cela peut tenir à deux causes :

ou bien il existe une lésion locale du larynx produite et entretenue par l'occlusion permanente des fosses nasales; l'enfant respire constamment par la bouche, d'où laryngite et bronchite chronique consécutive. Ou bien, il n'arrive pas à se servir utilement de ces résonnateurs devenus libres à la suite de l'opération.

Bien au contraire, nous aurons en vue une tout autre catégorie de malades. Les uns ont bien réellement quelque chose dans le rhinopharynx, d'où leurs troubles locaux; mais ce quelque chose n'est pas constitué par des végétations ordinaires, d'où des troubles généraux. C'est la *syphilis* et la *tuberculose du naso-pharynx.* D'autres enfin ne présentent aucune affection de la région rhino-pharyngée: ce sont les *névropathes atteints de troubles respiratoires.*

Nous allons successivement avoir en vue ces différents types de malades, dont le diagnostic est fréquemment très difficile et dont l'état post-opératoire peut créer de véritables ennuis à l'opérateur.

1° L'obstruction nasale :

Voici un enfant qu'on nous amène pour de la gêne de la respiration. Après examen, vous concluez à la nécessité d'intervenir chirurgicalement sur les végétations adénoïdes, et vous affirmez à la famille que tous les troubles disparaîtront après l'opération.

A quelque temps de là, vous pratiquez l'adénectomie, et quel n'est pas votre étonnement lorsqu'on vous ramène, quelques jours après, votre petit malade dont les troubles n'ont pas du tout rétrocédé!

Vous pratiquez un examen local attentif et vous trouvez chez celui-ci des causes d'obstruction nasale résidant au niveau de la cloison, crêtes, éperons ou déviations. Chez un autre la gêne siège au niveau de la partie antérieure ou postérieure des cornets. Dans ce dernier cas, surtout dans le bas âge, l'opération peut suffire à remédier à l'état du nez (F. Helme). Il ne faut pas oublier que l'on rencontre fréquemment, comme complications des végétations adénoïdes, l'hypertrophie des cornets, surtout inférieur et moyen, à cause de ce que les ramifications veineuses du pharynx nasal sont alors en rapport avec les veines de la muqueuse du nez; les troncs veineux se trouvent principalement à l'extrémité des cornets. Les végétations, en comprimant les capillaires, provoquent de la stase dans les veines du pharynx nasal et du nez. Les cornets moyen et inférieur ont leurs deux extrémités œdématiées sous forme de tumeur rouge. Quand cela dure longtemps l'hypertrophie des cornets peut être persistante, et dans ce cas, après l'opération, la respiration nasale peut être encore gênée. Chez les enfants (1), au contraire, l'hypertrophie disparaît peu à peu.

(1) Nikitin. *Praktitcheskii Vratch,* 1911, nos 33-34-35.

2° *L'insuffisance respiratoire chez les névropathes :*

L'enfant débarrassé de végétations adénoïdes réelles apprendra, de lui-même le plus souvent, à respirer normalement, et alors tout ira pour le mieux ; ou bien, les végétations enlevées, il respirera comme auparavant et rien ne sera changé... Et cette dernière hypothèse a beaucoup plus de chance encore de se réaliser quand il s'agit de « faux adénoïdiens » chez lesquels l'intervention était absolument inutile » (1).

Certains enfants ont été ainsi opérés à trois ou quatre reprises différentes (1), toujours avec le même insuccès, puisque le trouble était déterminé non par un obstacle au niveau du nez ou du naso-pharynx, mais bien par le fonctionnement défectueux de l'arbre respiratoire (parfois parésie des cordes vocales avec défaut d'affrontement).

Voici un écolier de treize ans et demi, la bouche ouverte, paraissant gêné pour respirer. A l'âge d'un an, première atteinte nocturne de faux croup, et jusqu'à l'âge de deux ans, trois accès analogues.

On l'amène à M. Natier, car il présente de la raucité de la voix, survenue à la suite d'une récente course de vitesse où il fut classé premier.

A l'examen : bouche ouverte, grande difficulté pour respirer. Nez normal; palais ogival; amygdales effacées entre les piliers. Le laryngoscope révèle un défaut d'affrontement du bord libre des cordes vocales au moment de l'émission des sons. L'écartement déjà dessiné à la partie antérieure va en s'accentuant d'avant en arrière, et revêt l'aspect d'un triangle régulier à base postérieure. Aucune masse adénoïdienne. Maigreur excessive; mouvements respiratoires d'une ampleur réduite au minimum.

Diagnostic : névropathe atteint de troubles respiratoires.

Traitement : cessation de la classe; rien que du lait; hydrothérapie froide; chaque jour exercice respiratoire.

En quelques jours, la raucité disparaît, et en un mois et demi, la respiration est libre, et le périmètre thoracique a augmenté de sept centimètres.

3° *Les végétations tuberculeuses :*

Nous ne voulons pas parler ici de l'histoire de ces *strumeux* chez lesquels on trouve le pharynx encombré de muco-pus. On opère. Si au point de vue de la perméabilité les résultats sont bons, ils restent médiocres quant à l'état général. Les enfants demeurent pâles, chétifs, et, somme toute, ne bénéficient du traitement que dans des proportions restreintes. C'est qu'en effet, chez eux, il y avait un terrain spécial ayant favorisé les végétations adénoïdes et par conséquent n'étant pas sous la dépendance de ces lésions.

Tout au contraire, les *végétations tuberculeuses* attireront notre attention. Pillet, le premier, avait constaté sur des coupes de tissu adé-

---

(1) M. Natier. Faux adénoïdisme. *La parole*, juin 1901, n° 6, p. 321.

noïde hypertrophié la cellule géante, mais sans bacille. Puis, M. Lermoyez rapporta deux observations, l'une très nette, de végétations tuberculeuses (1). La première concernait une jeune femme bien portante chez laquelle l'ablation de végétations adénoïdes, jusque-là tolérées, avait été le point de départ d'une tuberculose pulmonaire à évolution rapide. L'examen histologique n'avait pas été pratiqué.

Le second fait, observé par le même auteur à quelque temps de distance, vint cette fois dissiper tous les doutes. Il s'agissait d'un enfant issu d'une souche nettement tuberculeuse et offant un arrêt de développement qu'aucune grave lésion viscérale ne semblait expliquer, et dont une obstruction nasale très accentuée fournissait seule une raison suffisante. « D'abondantes végétations adénoïdes qui la causaient sont enlevées; elles présentent l'aspect habituel classique. Après une amélioration momentanée, l'enfant commence à donner les signes d'un dépérissement rapide. De nouveau, les végétations, qui ont récidivé, sont enlevées; le microscope montre leur nature nettement tuberculeuse. L'enfant est alors soumis à une médication chlorurée sodique intensive, et l'état général s'améliore enfin sous cette influence... Sous le masque banal des végétations adénoïdes, il portait une tuberculose végétante du naso-pharynx... Aucun signe clinique, ajoutait M. Lermoyez, ne décèle la nature tuberculeuse de la végétation. L'histologie seule permet de préciser le diagnostic et de distinguer cette forme grave de l'hypertrophie banale, de beaucoup la plus commune. »

Ainsi nous pourrons désormais réserver dans certains cas notre pronostic et redoubler de précautions contre l'éventualité de récidives ou d'accidents toujours à craindre quand il s'agit de tuberculose.

4° *La syphilis du naso-pharynx :*

Une petite fille (2), âgée de huit ans, présente des troubles respiratoires depuis deux mois. Elle dort la bouche ouverte et présente une gêne considérable de la respiration.

Nez : rien. Gorge : muqueuse pharyngienne rouge, voile rouge et épaissi. Amygdales très peu hypertrophiées. Dents d'Hutchinson. On sent dans le naso-pharynx une masse fongueuse assez volumineuse, mais qui n'a pas la consistance des végétations adénoïdes.

Mercure en frictions; K I, 0 gr. 75 par jour.

Quinze jours après, respiration presque normale, et l'on ne sent plus les masses fongueuses.

Voici maintenant une observation du service de M. Collinet :

Un enfant de dix ans a une gêne de la respiration nasale depuis plusieurs mois, une dysphagie depuis quelques jours.

(1) *Société médicale des hôpitaux*, 1895.

(2) Trapenard (de Menton) : deux cas de syphilis héréditaire du naso-pharynx simulant des végét. adén. *Société franç. d'otot.*, etc., 1908, t. 24, p. 623.

Le voile est rouge et gonflé, présentant au centre une tendance à la perforation. Les amygdales ne sont pas hypertrophiées. Aucune malformation dentaire. On ne fait pas le toucher à cause des lésions du voile. On pense, en raison de cet état, à la syphilis du naso-pharynx et l'on ordonne le traitement spécifique.

Un mois après les phénomènes avaient disparu et la respiration nasale était libre.

Le diagnostic est difficile dans le jeune âge, car la rhinoscopie postérieure est très malaisée, et ce n'est que lorsque la lésion atteint le voile que l'attention est mise en éveil.

Pour Moure et Raulin (1), c'est sur la troisième amygdale que se développent en premier lieu les ulcérations syphilitiques de la voûte du pharynx. C'est dans les glandes folliculeuses de la face postérieure du voile du palais que se fait au début l'infiltration gommeuse qui doit aboutir plus tard à l'ulcération et à la perforation de cet organe.

Mais fréquemment les porteurs de lésions syphilitiques du naso-pharynx ont été adénectomisés, et leur état n'a été que passagèrement amélioré.

1° Un enfant (2) avait été opéré par trois fois pour des végétations adénoïdes. Denis le voit plus tard porteur d'une perforation du voile.

2° Une enfant de seize ans, présentant un facies légèrement adénoïdien, avait été opérée quatre fois, lorsque Gaucher constate une perforation du voile.

3° Garel (3) cite le cas d'une enfant de dix ans opérée par un confrère pour des végétations. Quelques jours après, les troubles d'obstruction sont aussi intenses qu'auparavant; il était survenu une perforation du voile, d'origine syphilitique.

On voit donc, par les quelques observations que nous venons de citer, que la syphilis héréditaire du rhino-pharynx présente une symptomatologie très voisine de celle des végétations adénoïdes. Il faut se souvenir, en présence d'enfants présentant un aspect adénoïdien, mais dont l'évolution des troubles respiratoires peut paraître récente, que les cas de syphilis héréditaire du pharynx ne sont pas des faits excessivement rares, et qu'ils peuvent donner lieu à un ensemble de symptômes simulant le tableau de l'adénoïdisme.

La *dysphagie* qui, pour Garel est un signe presque certain de syphilis primitive, secondaire ou tertiaire de l'arrière-gorge, doit certainement être prise en considération; mais elle existe si rarement. De plus cette dysphagie, si caractéristique chez l'adulte, « plus difficile à décrire qu'à comprendre, et souvent reportée par le patient au palais ou à l'os hyoïde » (Moure et Raulin), ne se manifeste plus ici

---

(1) *Revue de laryngol.*, 1891.
(2) *Bulletin de laryng.*, 30 déc. 1903.
(3) *Soc. franç. de laryng.*. 4 mai 1896.

avec les mêmes caractères. Ces troubles de déglutition, qui sont plus ou moins marqués chez l'adulte et qui vont parfois jusqu'à l'impossibilité d'avaler les solides, ont une grande valeur.

Fournier déclarait en effet : « Quand un malade, se disant affecté ou non de syphilis, vient nous consulter pour un mal de gorge profond, persistant, sans lésions de la gorge à l'examen, suspectez une lésion sous-palatine qui sera l'origine de troubles fonctionnels inexpliqués. »

Nous voyons donc qu'il est une catégorie de malades simulant à s'y méprendre le véritable adénoïdisme. Ils ne constituent pas, tant s'en faut, une entité clinique à part, et à cause des ennuis qu'ils peuvent occasionner au médecin après l'intervention opératoire, nous avons pensé qu'il serait bon de les réunir en un seul groupe: « les faux adénoïdiens », dont le caractère commun est de nécessiter un traitement particulier pour en obtenir la guérison.

CHAPITRE SEPTIÈME

LA QUESTION DE L'ANESTHÉSIE

Bien que les accidents produits par la narcose ne soient pas spéciaux à l'amygdalotomie ou à l'adénectomie, et bien qu'ils soient communs à toutes les interventions chirurgicales, nous croyons qu'il est intéressant de les rappeler, de les détailler, de les expliquer et de discuter l'opportunité de l'anesthésie dans de telles opérations. Le jeu en vaut-il la chandelle ?

Cette question est relativement ancienne, et depuis le jour où la douleur fut rayée du cadre des interventions opératoires, la narcose a trouvé de nombreux défenseurs mais aussi d'importants détracteurs.

Certains auteurs en effet opèrent constamment sans anesthésie ; d'autres, au contraire, n'interviennent jamais sans narcose. Entre ces deux opinions extrêmes il y a place pour de multiples procédés. C'est ainsi que certains opérateurs se servent de cocaïne au-dessus de vingt ans, et jamais d'anasthésique général au-dessous de trois ans (F. Helme); d'autres enfin procèdent à l'opération à l'état de veille dans l'immense majorité des cas, et ne recourent à la narcose que dans des circonstances exceptionnelles : chez les nerveux assez souvent, et fréquemment chez les sujets difficiles à maintenir.

La question est donc complexe et extrêmement discutée. Pour avoir une opinion, il convient d'étudier chacun des anesthésiques employés jusqu'à ce jour, chacun des produits utilisés journellement dans tous les pays du monde, d'en rechercher les avantages pour les comparer à leurs inconvénients et à leurs dangers.

Le *chloroforme*, d'un usage si fréquent en chirurgie générale, a été tout d'abord très employé dans les interventions qui nous intéressent. En 1896, Holloway (*Med. Magaz.* Lond., 1896) rapportait onze morts sous chloroforme dans l'opération sur les amygdales et les végétations adénoïdes; deux ans après, Hinkie (1) complète cette liste par l'apport de sept nouveaux cas. Plus tard, Ard (*Med. Rec.*, N.-Y., 1909, p. 383), a connaissance de deux décès sous chloroforme, dont les observations n'ont pas été publiées et où la mort survint avant le commencement de l'opération. De son côté, Packard (2) a connaissance de trois morts occasionnées par le même anesthésique avant toute intervention.

Les choses se passent constamment de la même façon. On a affaire à un enfant souvent très bien portant, robuste, qui avait parfois mangé avant l'opération, malgré les prescriptions du médecin, comme dans le cas récemment rapporté par Kafemann (*Bullet. méd.* 1912, p. 1207). Dans cette anesthésie, 25 grammes de chloroforme furent utilisés; pendant l'opération l'enfant vomit des cerises; on procède à l'ablation des amygdales et des adénoïdes. L'intervention venait d'être pratiquée, lorsque brusquement, le sang cesse de couler par le nez, l'enfant se cyanose, la respiration et le cœur s'arrêtent. La respiration artificielle est poursuivie pendant deux heures sans succès.

Fréquemment on procéda à l'autopsie de ces sujets, dans le cas précédemment cité par exemple, et Hinkie a voulu en éclaircir la cause en se basant sur des constatations communes. « Les observations de Paltauf, Kolisko et d'autres apportent quelque lumière sur les causes de ces morts sous chloroforme dans cette opération. Dans un certain nombre de cas de morts soudaines, on trouve une hypertrophie du tissu lymphoïde : amygdales, amas lymphatiques de la base de la langue, végétations adénoïdes, thymus persistant et développé, follicules de l'intestin hypertrophiés. On constata fréquemment un cœur dilaté, sans lésions valvulaires, et un rétrécissement de l'aorte et du système artériel. Cet état, appelé *habitus lymphaticus,* fut trouvé parmi d'autres dans un certain nombre de morts pendant l'administration du chloroforme. » Les individus de ce groupe — or c'est la majorité des amygdalo-adénoïdiens — semblent avoir peu de résistance pour les chocs les plus légers ; leur aplasie cardio-vasculaire paraît les prédisposer à la syncope cardiaque.

Si nous nous souvenons, de plus, que le chloroforme, courant en Angleterre et en Amérique dans l'adénectomie en position de Rose, présente une mortalité de 1 pour 2,000 ou 3,000 interventions quelconques, suivant les auteurs, nous couviendrons que cet anesthésique doit être rejeté.

Le *protoxyde d'azote* a eu des succès mérités, au dire de Guyot (3), quand on l'employait en France dans la cloche de Paul Bert. En

(1) *J. Laryng.*, London, 1898, XIII, p. 382.
(2) *Amer. J. of the med. Sciences*, 1910, p. 399.
(3) *Revue méd. de la Suisse romande*, Genève, 1910, XXX. 608-617.

Angleterre,il est très en vogue en médecine dentaire où on l'utilise dans des masques permettant de l'employer à l'air libre. Il est ainsi donné mélangé à l'oxygène. D'ailleurs on s'en sert d'une façon abusive, de telle façon qu'il y a un ou deux cas de mort par an sur 100,000 ou 150,000 anesthésies.

Le *bromure d'éthyle,* préconisé dans les adénotomies par Moritz Schmidt, de Francfort, vulgarisé par Lubet-Barbon, a encore de nombreux partisans. Avec lui, les alertes sont fréquentes : cyanose, apnée, etc... Gurtl, en 1893, trouve une mort sur 4,118 anesthésies; Manquat cite 16 cas de mort pour 1893. Lermoyez le tient pour aussi dangereux que le chloroforme et a renoncé à son emploi.

Le *bromure* demande 2 à 3 minutes pour l'anesthésie; il produit fréquemment de la cyanose, du trismus, des vomissements; de plus son élimination est lente et produit une odeur aillacée exhalée pendant deux ou trois jours.

Suarez de Mendoza cite plusieurs cas de mort par le bromure, non publiés.

Notre maître A. Petit connaît un cas de mort au bromure chez un jeune garçon de dix ans, très bien portant, frais et robuste. On opère, l'enfant pâlit, verdit; on le met à terre, il ne respire plus : il était mort.

L'*éther* est certainement un anesthésique très commode à employer avec le masque d'Ombrédanne et, bien que d'action lente, il paraît être *actuellement* fort peu dangereux. Avant l'emploi de cet excellent appareil, les morts étaient nombreuses (1 pour 15,000 en chiffres ronds) et Packard en connaît une dans une adénec-amygdalotomie (*Am. J. of the M. S.,* 1910, p. 399).

Le *chlorure d'éthyle* nous paraît être peu dangereux. Il a été vulgarisé par les Anglais, puis par Pollosson, de Lyon, et en 1900, Kœnig, de Berne, dans sa thèse conclut à la parfaite innocuité de cet anesthésique. Chaput, Roubinovitch, Lepage, Malherbe, Reboul, Guinard le préconisent tour à tour.

Il présente de réels avantages : une anesthésie rapide, une élimination instantanée, un emploi à des doses minimes (1 cc. jusqu'à 10 ans; 2 cc. jusqu'à 15 ans; 3 cc. au-dessus, rarement 5 cc., et seulement dans les cas d'adultes vigoureux); l'anesthésie est complète en 25 ou 30 secondes.

Et cependant on a cité (Guyot) 6 cas de mort pendant l'anesthésie au chlorure d'éthyle.

On peut l'employer à la compresse comme notre maître A. Malherbe ; on peut utiliser aussi l'excellent masque de Camus qui ne suffoque pas les malades, car le liquide tombe au fond d'une chambre d'évaporation à double paroi, et ne se transforme en vapeurs que progressivement.

Lemaître (th. Paris, 1906) insiste surtout sur le danger de deux doses successives et cite deux alertes que l'on peut attribuer à un renouvellement des doses.

Voici la statistique de la *Royal Infirmary* (Edinburg) :

Chloroforme...............	1	mort	sur	2,000
Bromure d éthyle...........	1	—	—	8,000
Ether......................	1	—	—	12,000
Chlorure d'éthyle...........	1	—	—	16,000

En résumé, tous les anesthésiques semblent offrir quelques dangers ; l'éther et le chlorure d'éthyle paraissent être moins dangereux, surtout quand ils sont administrés prudemment et à de toutes petites doses. Le chlorure présentera cependant un avantage à cause de la brièveté de l'opération et de la rapidité de l'anesthésie.

Quant à la *cocaïne,* anesthésique local, son emploi est trop généralisé pour que nous veuillions en rappeler les inconvénients. Elle est de pratique courante; on l'utilise dans toutes les petites opérations; et cependant Walker (1) a cité deux cas de dyspnée grave à la suite de son emploi.

En somme, quelle conduite nous faut-il tenir ? Devrons-nous anesthésier ou devrons-nous opérer sans narcose? Nous nous garderons bien d'énoncer une opinion ferme. Notre maître Grossard opère habituellement sans anesthésie et s'en trouve très bien, ces opérations provoquant une douleur fort minime et seulement passagère. Aux Sourds-Muets, au contraire, A. Malherbe opère toujours au chlorure d'éthyle en position de Rose, sans accident.

Nous ferons simplement remarquer que le décubitus horizontal rend l'anesthésie moins dangereuse : c'est là l'opinion de notre maître A. Petit, qui craint tous les anesthésiques en position assise.

Quant aux affections cardiaques, elles ne sont pas toujours une contre-indication à l'anesthésie. Deux cas sont d'ailleurs à envisager. Ou bien on a affaire à un myocarde insuffisant, faible, et alors l'anesthésie est dangereuse; si l'on est obligé de la pratiquer on soutiendra le myocarde par une piqûre de spartéine. Ou bien celui-ci est bien compensé, on a affaire à un mitral, par exemple une insuffisance avec gros souffle; on peut endormir, mais si l'on se trouve en présence d'une lésion aortique, surtout une insuffisance, l'anesthésie est plus dangereuse.

Pour conclure, nous dirons que l'on peut se passer de l'anesthésie dans le jeune âge, qu'au-dessus de vingt ans on peut utiliser la cocaïne, mais que si, au-dessus de trois ans, on veut employer un anesthésique général, la plupart des laryngologistes recourent au moins dangereux d'entre eux, le chlorure d'éthyle à petites doses.

---

(1) *Med. News,* Philadelphia, december 8, 1894, p. 634.

CHAPITRE HUITIEME

TECHNIQUE OPÉRATOIRE

Nous n'avons pas l'intention de décrire tous les modes opératoires, d'ailleurs fort nombreux, que l'on a proposés de divers côtés pour pratiquer l'exérèse des amygdales palatines et pharyngée. Nous nous excusons de ne décrire que le morcellement des tonsilles à la pince de Ruault et l'ablation des adénoïdes au couteau de Schmidt. Ces procédés nous ont paru être les plus fréquemment employés, et de l'avis unanime de ceux qui s'en servent, ils donnent des résultats constamment excellents. Loin de nous la prétention d'affirmer que les autres manuels opératoires sont moins bons ou dangereux. Nous avons au contraire, montré qu'aucun des instruments d'exérèse ne met complètement à l'abri des complications.

Une autre question se pose aussi à l'opérateur : doit-on opérer à la fois les végétations et les amygdales? Un certain nombre d'auteurs pratiquent les deux interventions dans la même séance, l'amygdalotomie d'abord, l'adénectomie ensuite, et s'en trouvent très bien. D'autres, au contraire, opèrent à une ou deux semaines d'intervalle, en commençant par les végétations. Les deux pratiques nous semblent également bonnes, la seconde pouvant être plus spécialement employée chez les débilités, les affaiblis, les anémiés, et tous ceux chez qui une perte un peu importante de sang peut s'accompagner de troubles graves.

Quoi qu'il en soit, que l'on opère de telle ou telle façon, dans telle ou telle condition, les praticiens sont d'accord sur certaines règles du traitement pré-opératoire des affections chirurgicales des amygdales palatines et naso-pharyngées. Nous allons successivement les envisager.

A. Avant l'intervention.

1° Jamais il ne faut opérer a chaud, au cours ou au décours d'une infection locale aiguë ou subaiguë, au moment où les tissus rouges, hypérémiés, turgescents, présentent une circulation très développée, un parenchyme friable : c'est la négligence de cette règle qui est la cause d'un grand nombre d'hémorragies et de complications infectieuses.

2° N'opérez jamais un convalescent de maladie grave, car ses forces sont épuisées et il se trouve dans des conditions défavorables pour lutter contre une perte de sang, — fût-elle minime, — et pour se défendre contre une infection possible, pouvant trouver naissance dans le milieu septique pharyngé. De même, on n'opérera pas en temps d'épidémie. S'assurer également que le malade n'est pas porteur d'otite aiguë, d'érysipèle; qu'il ne présente pas d'élévation vespérale thermique, prémonitoire d'une fièvre continue prête à évoluer; et si c'est une femme, s'assurer qu'elle n'est pas en instance de période menstruelle ou à l'époque de ses règles.

3° N'intervenez jamais chez un hémophile, la plus petite blessure pouvant occasionner une hémorragie incoercible, mortelle fréquemment, que le tamponnement postérieur le mieux fait n'arrive pas toujours à enrayer. Si cependant il était nécessaire d'opérer, on recourrait aux injections préventives, de sérum de cheval normal par exemple.

Dans l'*hémophilie sporadique*, P.-E. Weill a montré que l'injection intra-veineuse de sérum frais à la dose de 10 à 20 cc. corrige complètement l'anomalie de coagulation : les hémorragies s'arrêtent et une opération même grave peut être pratiquée sans danger. L'action bienfaisante de l'injection disparaît au bout de cinq semaines. Passé ce temps, une seconde injection donnerait les mêmes résultats efficaces que la première.

Dans l'*hémophilie familiale* au contraire, l'injection de sérum est moins efficace; elle accélère la coagulation mais ne la rend point normale. La tendance hémorragique diminue simplement et cette action se prolonge pendant environ un mois.

On injecte dans une veine 10 à 20 cc. de sérum frais, vieux au plus de quinze jours, de préférence d'homme, de cheval ou de lapin; à défaut d'autre, on peut utiliser le sérum antidiphtérique.

4° On préparera l'enfant pendant plusieurs jours. Certains auteurs ordonnent des gargarismes à base de borate de soude ou d'eau oxygénée. Ils recommandent aussi, pour aseptiser les fosses nasales, de verser quelques gouttes d'eau oxygénée neutre à 12 vol. par chacune des narines.

Sieur et Rouvillois ont dit que la substance antiseptique idéale devrait arriver dans le naso-pharynx à l'état de gaz ou de vapeur. Ils ont décrit une sorte de canule adaptée à l'une des deux tubulures d'un flacon contenant de l'eau iodée. L'autre tubulure plonge dans le liquide et est reliée à une soufflerie. Cette manœuvre serait précédée de l'aspiration des sécrétions rhino-pharyngées au moyen de la trompe à eau.

D'autres auteurs emploient les pommades ou les huiles mentholées, eucalyptolées, goménolées, etc.

5° On rassurera l'enfant en le faisant jouer avec les instruments, en lui causant pour lui éviter toute frayeur et toute lutte au moment de l'intervention.

B. L'opération.

L'enfant a été préparé. L'opérateur a fait placer à sa droite une table et les instruments aseptiques disposés sur une serviette stérile recouvrant un plateau stérilisé aussi. Les mains et les avant-bras ont été brossés et savonnés avec soin à l'eau chaude, et enfin brossés minutieusement pendant quelques minutes dans de l'alcool à 90°.

L'enfant, enveloppé dans un large drap qui lui emprisonne les membres, est assis sur les genoux d'un aide habitué, qui lui maintiendra la tête dans la bonne position, si l'on opère en position verticale. Le chirurgien écarte les mâchoires à l'aide d'un abaisse-langue et projette au fond de la gorge un faisceau lumineux issu de la lampe de Clar. Certains praticiens préfèrent opérer à la lumière naturelle en plaçant le sujet face au jour, devant une fenêtre bien éclairée.

La question de l'anesthésie est très discutée, divers auteurs n'endormant pas les enfants et se contentant de cocaïne chez l'adulte. Nous nous sommes étendu longuement sur ce sujet dans un chapitre d'ensemble sur la narcose. Nous n'y reviendrons pas, mais nous répéterons que si l'on recourt à un anesthésique général pour une raison ou pour une autre (âge du sujet, indocilité, etc.), c'est le chlorure d'éthyle qui nous paraît être le meilleur.

Ici, le manuel opératoire diffère suivant que l'on envisage l'amygdalotomie ou l'adénectomie.

1° Morcellement des amygdales :

Le procédé de Ruault se propose d'évider la loge amygdalienne par des prises successives pratiquées sur l'amygdale, à l'aide de pinces emporte-pièces.

Examen pré-opératoire : On appréciera le volume de l'amygdale en la refoulant en dedans avec le doigt placé dans la région sous-angulo-maxillaire. On constatera de plus si elle est libre ou adhérente, à l'aide d'un crochet coudé mousse introduit entre les piliers et la tonsille.

Libération de l'amygdale : Quand elle est enchatonnée et adhérente aux piliers, on a le choix entre deux procédés :

a) ou bien on débride le pilier antérieur par une incision transversale, pratiquée au galvano-cautère ou au bistouri; ce procédé n'est guère employé que lorsque l'amygdale est complètement enchatonnée. Les deux fragments du pilier s'écartent immédiatement et la tonsille fait saillie tout de suite, comme une châtaigne tendant à sortir de la coque entr'ouverte qui l'emprisonne.

b) ou bien on se sert d'un crochet à pointe mousse que l'on introduit dans la fossette sus-amygdalienne. Puis on l'abaisse en avant, entre le pilier antérieur et la glande, en arrière entre elle et le pilier postérieur, en discisant de haut en bas tout ce que l'on rencontre, jusqu'au pôle inférieur, et en particulier le repli triangulaire de His, expansion membraneuse du pilier antérieur enveloppant, encapuchonnant même le pôle inférieur de l'amygdale. Ce temps est parfois très hémorragipare, car l'instrument divise des vaisseaux assez importants.

Opération : Elle se pratique avec des pinces à morcellement, puissantes et rigides, à mors épais, non tranchants, le plus petit pénétrant dans le plus grand, à frottement dur quand on ferme la pince.

On fait mordre l'instrument sur l'amygdale, comme on peut, soit de haut en bas, soit obliquement. L'essentiel est de faire une première bonne prise qui détermine dans la glande une encoche dont on abrasera ensuite les bords. Laurens conseille de toujours commencer le morcellement par le pôle inférieur, parce que d'abord il est souvent plongeant dans le pharynx, et ensuite parce que chaque coup de pince déterminant un suintement sanguin, le chirurgien, travaillant de bas en haut, n'aura pas le champ opératoire masqué par un écoulement plus ou moins abondant : la pince entamera toujours à blanc.

Donc, la langue étant bien déprimée, latéralement au niveau du sillon glosso-amygdalien, avec une pince à larges mors, en deux ou trois coups, le corps de l'amygdale est enlevé.

2° Ablation des végétations adénoïdes :

La technique varie suivant que l'on opère un enfant du second âge, un adulte ou un nourrisson.

L'ablation à la curette est le procédé de choix, l'ablation à la pince s'applique seulement aux nourrissons.

1° Adénoïdectomie classique : Soit donc à opérer un enfant âgé de 2 à 15 ans. Les précautions indiquées à propos de l'amygdalotomie ont été soigneusement prises, l'enfant a été placé devant une fenêtre bien éclairée, ou bien on se servira de la lumière électrique ; le petit sujet aura été placé sur les genoux d'un aide après avoir été enveloppé dans une alèze.

L'opérateur aura disposé à sa droite les instruments stérilisés nécessaires : un ouvre-bouche, un abaisse-langue et des curettes appropriées à l'âge de l'enfant.

L'ouvre-bouche a été placé — mais il n'est pas indispensable, — l'abaisse-langue, tenu de la main gauche, déprime la langue à l'union de ses deux tiers antérieurs et de son tiers postérieur. Le manche de la curette est tenu de la main droite comme une plume à écrire, position commode qui facilite les mouvements d'élévation, d'abaissement et de translation alternatifs que la curette doit décrire dans le cavum, sans déployer la moindre force ni brutalité. L'instrument pénètre dans la bouche, l'anneau incliné sur l'abaisse-langue, de manière à rendre sa pénétration plus commode et à éviter la section de la luette.

Dès que les piliers sont franchis, l'anneau monte très facilement derrière la luette. A ce moment, on fait tourner le manche de l'instrument d'un angle droit environ, afin de rendre horizontal le tranchant du couteau.

C'est alors qu'intervient le temps capital : on remonte l'anneau dans le cavum, en tirant sur le voile comme sur une sangle et *en restant toujours au contact du bord postérieur du vomer,* que l'on rase de bas en haut, jusqu'à ce que la curette soit arrêtée à l'angle de la voûte naso-pharyngée et des choanes. Grâce à ce mouvement, les végétations juxta-choanales n'échapperont pas à l'instrument. Celui-ci est encore oblique, le manche incliné en bas.

Le couteau est conduit d'abord d'avant en arrière, rasant la voûte, puis de haut en bas, rasant la paroi postérieure du naso-pharynx, avec lesquelles il doit toujours rester en contact. Dans ce mouvement, pendant que le couteau s'abaisse, le manche se relève jusqu'à toucher les incisives supérieures; on doit développer une certaine pression et faire descendre la curette assez bas afin que le paquet adénoïdien soit complètement sectionné. Le mouvement tout entier doit être exécuté par le poignet, et non par le bras.

Le premier coup de curette est médian; puis le couteau est remonté derrière le voile et on le dirige de chaque côté pour sectionner les végétations latérales.

On se rappellera que l'on pourra laisser des végétations rétro-choanales si la curette ne tire pas assez le voile en avant. On sera de même exposé à laisser des végétations de la voûte si, dans le mouvement de descente, la curette la quitte sans la racler.

De plus, après le grattage médian, les mouvements du couteau devront être suffisamment latéraux si l'on ne veut pas s'exposer à laisser des végétations latérales dans les fossettes de Rosenmuller.

On se trouvera bien d'employer un abaisse-langue à panier dont les bords relevés permettront de retenir les fragments adénoïdiens détachés de la voûte naso-pharyngée, surtout si on l'enfonce profondément jusqu'au contact du mur postérieur du pharynx.

Une hémorragie abondante se produit dès le premier coup de curettage : le sang s'écoule à la fois par la bouche et le nez, mais il cesse de couler si toutes les végétations sont bien enlevées. Si l'écoulement persiste, vous trouverez fréquemment un lambeau de végétations ou de muqueuse, pendant en stalactite de la voûte du cavum. Vous le couperez avec une pince, par exemple un morceleur amygdalien, et l'hémorragie s'arrêtera comme par enchantement.

2° Adénoïdectomie chez le nourrisson : On se servira de la petite pince de Lubet-Barbon, à l'exclusion de la curette, en raison des petites dimensions du pharynx et de la gravité de la chute d'un fragment adénoïdien dans la glotte. Chez les nourrissons ayant des végétations, qui ne peuvent ni respirer par le nez ni téter leur mère, certains auteurs se servent aussi de la petite curette à griffes de Moure (Grossard et Kaufmann).

L'enfant est placé face au jour, tête droite; l'abaisse-langue est enfoncé de la main gauche. On introduit la pince fermée derrière le voile, on la redresse et l'on ouvre les mors de l'instrument. « On remonte ces cuillers tranchantes dans le pharynx, par un mouvement de translation totale de l'instrument, et non de bascule; lorsqu'elles sont venues buter sur la voûte pharyngée, on les referme en serrant les branches de l'instrument; si on sent une résistance, c'est qu'on a basculé la pince et que les mors ont saisi le vomer ou les queues de cornets. Si la prise est bonne, on retire la pince en maintenant ses mors au contact et en opérant un mouvement de torsion d'un quart de cercle, en sens inverse de celui qu'on lui a imprimé lors de l'introduction. » (Laurens.)

On fait ainsi plusieurs prises, afin de rétablir en partie la respiration nasale. L'opération est rapide et l'hémorragie presque nulle.

3° Adénoïdectomie chez l'adulte : On peut recourir, dans certains cas à l'anesthésie générale au chlorure d'éthyle, mais le plus souvent on emploie l'anesthésie localisée à la cocaïne, parfois aussi à la stovaïne.

On pulvérise une petite quantité d'une solution de chlorhydrate de cocaïne au 1/10 d'abord par chaque narine, au moyen d'un embout rectiligne enfoncé jusque dans le cavum; puis par voie buccale, grâce à un embout recourbé qui pénètre dans le naso-pharynx. La pulvérisation est faite ainsi trois ou quatre fois par le nez et autant par le pharynx, dans un espace de temps qui n'excède pas une dizaine de minutes environ.

Cela fait, après rhinoscopie antérieure et postérieure préalable, on curette avec le couteau annulaire ordinaire de grandes dimensions, en développant une force assez énergique, car les végétations de l'adulte sont toujours plus ou moins fibreuses.

L'adénoïdectomie et l'amygdalotomie en position de Rose :

Nous devons dire un mot de la position de Rose employée dans l'ablation des adénoïdes et des amygdales par notre maître Malherbe.

La tête du malade repose dans un bonnet métallique capitonné, bonnet d'abord horizontal et susceptible de se renverser très obliquement aussitôt que la narcose est obtenue. La tête du patient est placée tout près d'une fenêtre bien éclairée, et l'on procède à l'anesthésie au chlorure d'éthyle. Aussitôt que le sujet est dans la résolution complète on l'attire rapidement à l'extrémité de la table, les épaules reposant sur le bord; la tête, pendant en extension forcée, est immobilisée par un aide. L'opérateur, placé debout à droite du patient, opère très légèrement penché en avant; son regard plongeant aisément dans la gorge jusqu'en arrière du voile, il suit avec la plus grande facilité les mouvements de la curette évoluant dans l'oro et le naso-pharynx.

Il a à sa gauche, sur une table, les trois instruments qui suffisent avec ce procédé à l'ablation complète de végétations adénoïdes : un abaisse-langue, une curette, un porte-coton.

L'abaisse-langue de Malherbe est muni d'un fort manche cylindrique cannelé que l'on a bien en main. Sa cuiller longue, assez allongée et fenêtrée à son extrémité, forme avec le manche un coude en baïonnette, destiné à éviter la rencontre des mains. La curette est munie d'un manche analogue, qui se continue par une tige à courbure calculée pour permettre de remonter le plus haut possible et d'atteindre toutes les parois du rhino-pharynx.

L'abaisse-langue est saisi à pleine main, la curette avec le pouce et les quatre doigts, le pouce restant appliqué sur les parois latérales du manche, mais tout à fait à son extrémité. La bouche s'ouvre très largement; on insinue alors le tranchant derrière le voile du palais (1er temps), sur lequel on opère la traction (2e temps). Et abaissant le manche vers le thorax, puis le ramenant vers la face, on lui fait décrire un grand arc de cercle qui permet à la lame de parcourir toute la hauteur du rhino-pharynx (3e temps). On exécute cette manœuvre d'abord sur la ligne médiane, puis sur les parties latérales et on la recommence plusieurs fois de suite, jusqu'à ce qu'on ait bien nettoyé et aplani le rhino-pharynx. « Ce grattage doit être fait d'une façon très énergique pour être réellement efficace. » (A. Malherbe, *Bullet. de lar.* 1903, p. 163.)

Malherbe a l'habitude de faire suivre immédiatement le curettage d'un badigeonnage de tout le rhino-pharynx, à l'aide d'un tampon d'ouate monté sur le porte-coton, tampon imbibé d'une solution neutre d'eau oxygénée à douze volumes. (Hémostase et antisepsie.) Enfin, il fait un léger lavage des fosses nasales avec une solution boriquée ou résorcinée, pour les débarrasser des caillots et des fragments adénoïdiens qui peuvent s'y trouver.

Alors seulement l'aide relève le malade et le transporte sur un lit où il reste pendant quelques minutes.

Si l'on se reporte aux données anatomiques, on conçoit que dans la position de Rose, par l'action de la pesanteur, le sang, entraînant avec lui les fragments sectionnés, s'écoule très facilement par les fosses nasales. Si l'hémorragie est plus abondante, le sang contenu dans le cavum renversé déborde, suit la voûte et s'écoule en glissant sur les mâchoires et la lèvre supérieure.

Cette position du malade empêche la chute du sang dans les voies digestives et aériennes et permet l'anesthésie dans la position couchée.

C. Soins post-opératoires.

Ils sont très importants, et c'est la négligence apportée quelquefois dans leur observation qui a été souvent cause de complications graves, telles que l'hémorragie secondaire, le refroidissement et ses suites broncho-pulmonaires. Nous rappellerons le cas de cet étudiant dont parle Brindel (*Rev. hebd. de laryng.* n° XVII, 1897), qui se promena en ville après l'opération. Il eut une amygdalite phlegmoneuse infectieuse double très grave, qui nécessita un traitement chirurgical des plus actifs, et finalement présenta un décollement de la rétine.

Il sera préférable de pécher par excès de précautions que par défaut, et nous pensons qu'il est de première importance de suivre les conseils suivants :

1° Immédiatement après l'intervention, on fera cracher l'enfant; on le fera souffler par le nez en appuyant successivement sur chacune des narines, afin de chasser le sang et les quelques débris de végétations qui ont pu s'introduire dans les fosses nasales.

Puis on fera avaler au petit malade de minuscules perles de glace. On peut, au besoin, si une hémorragie tendait à se produire, faire ouvrir la bouche et projeter dans le pharynx de menus fragments de glace.

2° L'enfant gardera le lit pendant deux jours, et la chambre les trois jours suivants. La plupart des auteurs ne recommandent ni gargarismes, ni antiseptiques pour le nez. Certains auteurs prescrivent cependant l'insufflation de poudres antiseptiques (aristol, lactose, *ad;* etc.). On pourrait aussi faire gargariser le sujet avec une solution froide d'eau oxygénée très étendue d'eau bouillie.

3° Il sera très utile de faire prendre la température de l'opéré, matin et soir, les quatre ou cinq premiers jours, pour dépister à son début la complication infectieuse.

4° Alimentation liquide le premier jour (glace, boissons froides). Remarquons que les corps demi-liquides, un peu épais, provoquent moins de couleurs à la déglutition que les liquides. C'est pourquoi les enfants les acceptent parfois plus volontiers. Ce n'est que que le troisième jour que l'alimentation pourra commencer à être solide et plus substantielle à la fois.

La prémière sortie ne sera permise qu'à la fin de la semaine qui suit l'opération.

On ne devra pas oublier de dire aux parents qu'ordinairement il y a rhinite hypertrophique accompagnant les végétations. Si la lésion persiste quelques semaines (un mois environ) après l'opération, il faudra faire des cautérisations sur les cornets ou enlever les queues de ces derniers. De plus, il faudra avertir la famille de la nécessité possible d'une rééducation de la respiration nasale.

CONCLUSIONS

En résumé, voilà deux opérations très courantes, l'adénoïdectomie et l'amygdalotomie, susceptibles de s'accompagner de complications extrêmement nombreuses, si variées même qu'elles envahissent tous les domaines : la bouche et les cavités annexes, les divers appareils et l'économie tout entière. Et cependant, au moment de terminer ce travail, nous voudrions essayer d'effacer, au moins en partie, non pas la légitime crainte des nombreux accidents ou complications décrits, mais la peur qu'ils pourraient créer vis-à-vis des deux interventions que nous avons envisagées.

L'ablation des productions lymphoïdes du rhino-pharynx et de l'isthme bucco-pharyngé est en effet extrêmement fréquente : elle se fait par milliers chaque jour à la surface du globe, et les complications que l'on en signale sont rares proportionnellement au nombre si élevé des interventions. Bien plus rares encore sont les accidents graves, ceux qui laissent une empreinte définitive, ou bien ceux qui se terminent tôt ou tard par la mort.

C'est en étudiant pas à pas et une à une ces nombreuses complications, c'est en invoquant leur mécanisme, en cherchant à expliquer les phénomènes qui les accompagnent, en envisageant dans leurs moindres détails les traitements les plus efficaces, que nous pourrons le mieux les éviter.

Et en considérant dans leur ensemble ces deux opérations nécessaires et bienfaisantes, l'amygdalotomie et l'adénoïdectomie, dont l'une est vieille comme le monde, nous nous permettrons de conclure :

1° *Les complications, accidents et incidents qui se manifestent pendant ou après l'ablation des amygdales et des végé-*

tations adénoïdes, sont variés et nombreux si l'on envisage le grand nombre d'observations publiées. Ils sont rares, au contraire, si l'on considère le nombre immense des interventions effectuées.

2° *Les causes sont extrêmement diverses pour une même complication* : différentes causes pouvant produire les mêmes effets. *Il n'est peut-être pas de circonstances pathologiques où cette loi générale se trouve mieux vérifiée.*

3° *Dans l'immense majorité des cas, les difficultés opératoires ou post-opératoires pourront être évitées par une technique rigoureuse et une préparation convenable des malades. Si, malgré les meilleures conditions et les plus grandes précautions, quelque complication malheureuse et inattendue survenait, nous devons nous rappeler que nous possédons actuellement un grand nombre de moyens propres à la prévenir ou à la guérir; et que dans chaque tentative pour l'enrayer ou mieux pour l'éviter — nous faisons allusion aux nombreuses techniques préconisées chaque jour, — nous ne devrons jamais oublier le vieil adage :*

Primum non nocere

Complications, Accidents et Incidents

DE L'ABLATION DES AMYGDALES ET DES VÉGÉTATIONS ADÉNOÏDES

- **COMPLICATIONS**
  - **Immédiates**
    - **Hémorragiques**[*]
      - Causes générales..
        - Hémophilie. — Leucémie. — Anémies.
        - Affections cardio-rénales.
        - Période menstruelle.
      - Causes locales....
        - Inflammation ou sclérose de l'organe.
        - Lésions vasculaires.
    - ***Arrachements de fragments osseux***[**]. — Vomer. — Tubercule pharyngien, etc.
    - ***Arrachement d'un pavillon tubaire saillant. — Stalactites adénoïdiennes.***
  - **Retardées**
    - **Hémorragiques**..................
      - Les causes précédentes.
      - Détachement d'un caillot, etc.
    - **Le vomissement sanglant.**
  - **Secondaires**
    - **Hémorragiques**........ ....
      - Chute d'escarres ou infections.
    - **Infectieuses**.......... ....
      - La fièvre du soir.
      - L'érysipèle de la face.
      - La scarlatine et les rashs.
      - La diphtérie.
      - Les complications pulmonaires
        - Pneumonie.
        - Broncho-pneumonie.
        - Abcès du poumon.
        - Pleurésies.
      - Adéno-phlegmons.
      - Abcès rétro et latéro-pharyngiens.
      - *L'œdème du larynx*[***].
      - Polyarthrites rhumatismales.
      - Complications cérébrales.......
        - Méningites.
        - Thrombose des sinus.
    - ***Le torticolis*** (par infection ou tiraillement des muscles du cou).
    - **Parésie palatine** (par infection).
    - ***Infections auriculaires. — La surdité*** (par infection ou sténose cicatricielle tubaire).
- **ACCIDENTS**
  - **Immédiats** (ou traumatiques)
    - **Les blessures de**..............
      - Luette.
      - *Piliers.*
      - Voile.
      - *Langue.*
      - Carotide.
    - **Chute de fragments. — L'asphyxie.** — (Chute sur le larynx, dans les bronches, etc.).
    - ***Enfoncement du basilaire.***
    - **Bris d'instruments.**
    - **Avulsions de dents** (dans certains cas de trismus).
    - **L'hémorragie.**
  - **Secondaires** (ou consécutifs)
    - **Les adhérences**.................
      - *De l'amygdale aux piliers.*
      - Des piliers au pharynx.
      - Du voile au pharynx.
    - **Infections**.........................
      - Pulmonaires (par chute de fragments dans les bronches).
      - Sinusiennes, crâniennes (par enfoncement du basilaire).
    - **Parésie palatine** (par traumatisme).
    - ***Rhino-pharyngite sèche*** (par curettage trop bas).
- **INCIDENTS**
  - **Immédiats**
    - **Les troubles nerveux** (hystériques, épileptiques, etc.).
    - **Les incidents de l'anesthésie.**
  - **Retardés**
    - **Les troubles nerveux : les syncopes.**
    - **La mort pseudo-subite.**

---

[*] En **caractères gras**, complications communes à l'amygdalotomie et à l'adénectomie.
[**] En ***caractères gras penchés***, complications propres à l'adénectomie.
[***] En *italiques*, complications propres à l'amygdalotomie.

Dr Edmond Doulcet

BIBLIOGRAPHIE

ANCELON. — Une hémorragie amygdalienne. *Gazette des hôpitaux*, p. 610.

ARD (F.-C.). — Dangers associated with removal of the tonsils and aden. growths. *Med. Rec.* N.-Y., 1909, LXXV, p. 383-391.

ARTHUR (R.). — An unusual sequelæ of the adenoïd operation. *Indian med. Rec.*, 1902, XXII, p. 176-177.

AVALE. — Un cas d'hémorragie secondaire après l'ablation des amygdales. *Revista Barcelonesa de Laryngologia*, 1907, n° 7.

BABER. — Un vaisseau anormal du pharynx. *Brit. med. J.*, 1887, vol. I, p. 626.

BALME. — De l'hypertrophie des amygdales. Thèse Paris 1888.

BARCLAY. — Une hémorragie amygd. mortelle. — *Description of the arteries*. London, 1842, p. 34.

BARKAN (A.). — A case of fatal second. hemorrhage after removal of the faucial and pharyngeal tonsils. *Occidental med. Times*. Sacramento, 1894, p. 118-122.

BARKOW. — *Die Verkrümmungen der Gefæsse*. Breslau, 1869, p. 19.

BARNES. — (Vaisseaux anormaux du pharynx). *Lancet*, 1875, II, p. 623.

BARNES. — Hem. after tonsillectomy. *Bost. M. and S. J.*, 1911, p. 119.

BARRET (J.-W.). — A note on the treatment of hemorr. after the remov. of post-nasal adenoïds. *Intercolon. M. J. Australas*, Melbourne, 1906, XI, p. 564-566.

BARRET (J.-W.). — The presence of abnormal blood-vessels in naso-pharynx, and the occurrence of hemorr. after the removal of post-nasal adenoïds. *Interc. M. J.* Melb., 1906, XI, p. 666-679.

BARTH (E.). — Ueber die Physiologie der Tonsillen und die Indication zu ihrer Abtragung. *Deuts. med. Wehnschr.*, Leipz. u. Berl. 1907, p. 2043.

BASSIM. — Complications pleuro-pulmonaires de l'amygdalectomie et de l'adénoïdectomie. Thèse Paris 1913.

BEADY (A.-J.). — Retrospect of personal expérience of the rem. of post-nasal growths. *M. J. of Australasia*. Sept. 20, 1903.

BEAUSOLEIL (R.). — Hém. second. consécutive à l'ablation des v. a. *Revue de laryng.*, etc., Paris 1895, XV, p. 503-509.

BENNET (W.-E.). — Hem. from the tonsil after tonsillotomy. *Midland M. J.*, Birmingh, 1904, p. 35.

BEVECKHAERT. — Rheumatic complications following ablat. of aden. *La Belgique méd.* 1901, n° 46.

BIELOGOLOVOFF (A.-V.). — Les vaisseaux artériels de l'amygdale et le danger d'hémorr. dans la tonsillotomie. *Izviest. Imp. Voyenno. med. Akad.* Saint-Pétersbourg, 1905, x, p. 73-87.

BILLROTH. — Chirurg. Klin. Wien. 1868.

BLANCHARD (R.). — De l'anesthésie par le protoxyde d'azote. Paris 1880.

BLANDIN. — (Arrêt d'une hém. amygd. par le fer rouge). *Gaz. Hôp.* 1847, p. 525.

BLEGVAD (N.-Rh.). — Tonsillektomie. *Arch. f. Laryng. u. Rhin,* Berlin, 1910, XXIV, p. 25-34.

BLISS. — (Hém. retardée chez un hémophile?) *Trans. American Laryngol. Assoc.,* 1900.

BLUMER. — (Lymphotoxémie). *Jonhs Hopkins Hospital Bulletin,* october 1903, n° 151.

BOSVIEL. — Hém. après tonsillotomie. *Soc. de laryng. de Paris,* 8 nov. 1907.

BOSWORTH. — Hém. second. amygd. après galvano-cautère. *Diseases Nose and Throat.,* 1898, p. 442.

BOTTOME (F.-A.). — Report of a case of second. hem. following tonsillotomy. *Med. Rec.,* N.-Y., 1896, II, p. 316.

BOURAK (S.-M.). — Les complic. après l'abl. des amygd. et des v. a. *Vratchenaïa Gazeta.,* St-Pétersb., 1910, p. 885. Et. *Vestnik. Ushn. Gorlov. i. Nosov. Boliezn.,* St-Pétersb., 1910, p. 546.

BOUTEIL (Mlle J.). — Trois cas d'adhérences du voile du pal. au phar. conséc. à l'abl. des v. a. *Ann. des mal. du nez,* etc., Paris, 1909, XXXV, p. 743.

BOYER (Ph.). — Une hém. amygd. mortelle chez un enfant. *Presse méd. belge,* 1863, p. 253.

BREYRE (C.). — Accidents et complicat. de l'amygdalotomie (et adénectomie). *Le Scalpel,* Liége, 1910-1911, p. 61-63.

BRINDEL. — Etude clinique sur les v. a. *Rev. de laryngol.,* etc., Paris, 1897, XVII, p. 417-430 et 449-468.

BROCA. — (Une hém. amygd. imméd. chez un hémophile) *in Mary,* thèse Paris, 1875, p. 24.

BROECKAERT (J.). — L'amygdalectomie. *Le larynx, l'oreille et le nez,* Marseille et Paris, 1912, v, p. 1-19.

BROECKAERT (J.). — Avantages, inconv. et dang. de l'abl. des am. pal. *Presse oto-laryng. belge,* Bruxelles, 1910, p. 97 (et *Arch. intern. lar.,* etc., 1910, p. 406).

BROWN (E.). — Cases of prim. and sec. hem. foll. removal both am. and ad. with tonsillotome and snare. *Laryngoscope,* n° 2, p. 1905.

BURGER (H.). — Doodelijke bloeding na adenotomie. *Nederland Tidjdschrift voor Geneeskunde,* 1903, p. 278.

BURKHARDT (O.). — Zur Operativen Therapie bedrohlicher Blutungen nach Tonsillotomie. *Journ. of the Amer. med. Assoc.,* 1903, p. 344.

BULSON (A.-E.). — Alarming hem. foll. excision of tons. and ad. *Laryngoscope,* March, 1903.

BURNS (Allan). — *Surgical Anatomy,* 1824, p. 28.

BUTTS. — A new instrument for controlling tonsillar hem. *Med. Rec.,* N.-Y., 1893, p. 11-13.

CAILLE (A.). — Tonsillotomy followed by diphteria and croup. Report of a case with suggestions as to the prevention of such grave complications. *Arch. Pediat.*, N.-Y., 1894, p. 655.

CALMETTES (R.) et LUBET-BARBON. — Nouveau procédé pour opérer les v. a. du phar. nasal chez l'enfant (procédé de Moritz-Schmidt). *Gaz. hebd. de méd.*, Paris, 1890, 2 s., XXVII, p. 399.

CARTAZ (A.). — De quelq. complic. de l'opér. des tum. du phar. nasal. *Arch. de laryng.*, etc., Paris, 1890, p. 121-137.

CASTEX. — Paral. du voile chez un enfant après adénotomie. *Soc. de lar.*, etc. de Paris, 12 fév. 1904.

CASTEX. — *Mal. du nez, du lar. et des oreilles*, Paris, 1907.

CELSIUS (Cornelius). — *De re medica.* Edition Valart.

CHAMPION. — (Une hémorr. amygd. foudroyante) in Velpeau, *Méd. op.*, t. III, p. 567.

CHAPMAN (V.-A.). — Alarming secondary hem. foll. the remov. of the phar. tonsil. *J. of the Michigan State med. Society*,1906, p. 642-644.

CHAPPEL (W.-F.). — Operative accidents in the treatment of ad. veg. *Laryngoscope*, déc. 1902.

CHASSAIGNAC. — Leçons sur l'hypertrophie des amygdales, *in Moniteur des hôpit.*, 1854.

CHASSAIGNAC. — Deux cas d'hém. amygd. graves. *Gaz des hôp.*, 1854, p. 293.

CHASSAIGNAC. — Une hémorragie amygd. retardée. *Traité clin. et pratiq. des opér. chirurg.*, 1862, t. II, p. 542.

CHATELLIER. — Des tumeurs adénoïdes du pharynx. Thèse Paris 1885-86. n° 92.

CHAUVEAU (C.). — Accidents syncopaux tardifs à la suite de l'adénot. *Archiv. intern. de lar.*, Paris, 1906, XXII, p. 828-830.

CHEVALIER (P.). — De l'hém. comme complic. de l'ablat. des v. a. *Bullet. de lar.* etc., 1900, III, p. 117-126.

CHOLLET. — Des moyens chirurgic. appliqués au traitem. de l'hypertrop. des amygd. Thèse Paris, 1824, n° 77.

CISLER (J.). — Statistique des hém. dans l'ablation des amygd. *Lek. rozhledy*, Praha, 1905, p. 125-128.

CITELLI. — Otite aig. et mastoïd. après l'ablat. des v. a. *Boll. delle Malattie degli Orecchi*, août 1902.

CITELLI. — L'hypophyse pharyngée dans la première et la deuxième enfance; ses rapp. avec la muqueuse pharyng. et l'hypophyse centrale. *Ann. des mal. de l'oreille*, etc., Paris, 1910, p. 405-465.

CLARY. — La position de Rose en oto-rhino-lar., Paris, 1903.

CLELAND (J.-B.). — Two cases illustrating the dangers that may follow operat. on the naso-phar. *Indian Méd. Rec.*, Calcutta, 1902, p. 204-205.

CLINE (L.-C.). — Grave hemorr. follow. tonsillotomy. *Laryngoscope*. dec. 1904.

COLEY. — Endocarditis after adenoïd operations, *New-York Med. News*. March 12, 1904.

COMPAIRED. — Doit-on faire l'anesthésie dans l'adénotomie? *Arch. internat. de lar.*, etc., Paris, 1910, XXX, p. 82-89.

CONSTANTIN. — Des hémorr. tonsillaires et de leur traitement. Thèse Toulouse 1906.

CORWIN (A.-M.). — A new tonsil hemostat. *J. Am. M. Ass.*, Chicago, 1911, LVII, p. 1533. Et *Illinois M. J.*, Springfield 1911, XX, p. 552-555.

COURTADE (A.). — Anat. topogr. des crypt. des am. hypertrophiq. (Rapport de Troisier). *Bull. Acad. de méd.*, Paris, 1902, 3. s., XLVIII, p. 503.

CROCKETT (E.-A.). — Two cases of hem. foll. the remov. of the tonsils. *Boston M. and S. J.*, 1907, p. 661.

CUNNINGHAM. — Hem. after the remov. of tonsils. *Southern Med. and Surg. J.*, jan. 1906.

CURTIS. — Moyen d'éviter l'hém. après l'ablat. des v. a. *Revista med. guer.*, juin 1893.

CUSI (M.). — De las hemorragias graves en la amigdalotomia y su tratamiento. *Arch. de rinol., laringol., otol.*, 1908, p. 252-256.

DALY. — (Deux hém. amygd. : une imméd., une second.) *Med. Rec.* N.-Y., 1883, p. 146.

DAMIANOS. — Tœdtliches Nachblutungen nach Tonsillotomie. *Wien. Klin. Wochenschr.*, février 27, 1902.

DASTRE. — *Les anesthésiques*, Paris, 1890.

DAWBARN (R.-H.-M.). — A new method of checking bleeding after tonsillotomy. *Med. Rec.*, dec. 17, 1892.

DAWBARN (R.-H.-M.). — Tonsillar hem. *Med. Rec.*, N.-Y., 1893, XLIV, p. 159.

DEAN (L.-W.). — Severe sepsis follow. tonsil operations with report of a case of death from sepsis follow. tonsillectomy. *Illin. M. J.*, Springfield, 1910, p. 30-38 (et *Laryng.*, St-Louis, 1910, p. 739).

DELACOUR (J.). — L'insuffis. thyroïd. et les v. a. *Méd. Mod.*, Paris, 1910, XXI, p. 345.

DELAVAN (B.). — Enlargement of aden. tissue in the phar. *N.-Y. M. J.*, 12 oct. 1889.

DELIE. — Hém. phar. et végét. sarcomateuses. *Rev. lar.*, Paris, 1891, p. 545.

DELSAUX (V.). — Accidents et complic. post-adénectomiq. *Presse oto-lar. belge*, Brux., 1910, p. 529.

DEMARQUAY. — Deux hém. amygdaliennes. *Gaz. hôp.*, 1869, p. 53.

DENIS. — (Lésion syphilitique du voile). *Bull. de lar.*, 30 déc. 1903.

DEROUBAIX. — Hém. amygd. imméd. chez un officier. *Presse méd. belge*, 1863, p. 253.

DÉSIRÉ. — De l'amygdalotomie, thèse Paris 1889-1890, n° 326.

DODART (G.). — Du traitem. de l'hypertr. des am. par l'ignipuncture, thèse Bordeaux, 1888.

DOLBEAU. — (Une blessure linguale dans l'amygdalotomie.) *Gaz. hôp.*, 1868, p. 503.

DUBAR. — Phlegmon sus-hyoïdien médian consécutif à la discision amygdalienne. *Progr. Méd.*, 1906., 3 s., t. XXII, p. 65.

DUBREUIL. — *Les anomalies artérielles*, Paris 1847, p. 93.

DUNBAR et ROY. — Two unusual cases of hem. foll. adenot. and tonsillot. *Laryngoscope*, Feb. 1902.

DUPUY (H.). — Post-operative hem. foll. the remov. of the phar. tonsil. *Laryngosc.*, Saint-Louis 1906, p. 42-52.

ESCAT (E.). — Hém. amygdalienne, in *Technique oto-rhino-laryngologique*.

ESCAT (E.). — Hém. am. consécutive à un morcellem. fait avec une pince à mors tranchants. Arrêt de l'hém. par le tamponnem. de la loge amygd. combiné à la suture des piliers. *Rev. hebd. de laryngol.*, etc., Bordeaux 1902, II, p. 381-385.

ESCAT (E.). — De l'ablation des amygdales enchatonnées. *Soc. franç. d'otol. et laryngol.*, mai 1902.

FARLICK (E.-L.). — Déglutition d'un fragment de curette brisée. *Laryngoscope*, may 1901.

FARLOW. — Eight cases of large pulsating arteries of the poster. wall of the phar. *Bost. M. a. S. J.*, 1890, vol. CXXIII, p. 6.

FERRERI (G.). — Sur le torticolis post-opér. des adénoïdiens. *Archiv. intern. de lar.*, etc., Paris 1904, XVIII, p. 744-749.

FLEMING (E.-W.). — Persistent bleeding foll. ad. oper. *Southern California Practitioner*, Los Angeles, 1911, p. 189-191. Et *Tr. Am. lar., rhinol. and otol. Soc.*, N.-Y., 1911, p. 524.

FORSYTHE (E.-A.). — Amygdalotomy rash. *N.-Y. M. J.*, déc. 1901.

FOUCHER. — (Vaiss. puls. du phar.) *Union med. du Canada*, 1896, p. 17.

FOY (R.). — L'impotence fonctionnelle nasale. *Ann. des mal. de l'oreille, du lar., du nez et du phar.*, 1909.

GELLÉ. — (Vaiss. pulsat. du phar.) *Centralbl. f. Lar.*, VIII, 1891, p. 405.

GEREDIA. — Las hemorragias en las amigdalotomias. *Bol. de laringol., otol. y rinol.*, Madrid 1910, x, p. 75-84.

GETCHELL (A.-C.). — Dangerous hem. after remov. of large tonsils and adenoïds, etc. *J. of the Amer. Med. Assoc.*, oct. 5, 1901.

GLAS (E.). — *Die Adenoiden Vegetationen. Heilkunde*, Berlin 1907, p. 369-374.

GLOVER (J.). — Fonctions amygdaliennes; troubles vaso-trophiques nasaux et pharyngiens; opothérapie. *Ann. des mal. de l'oreille*, etc., Paris 1909, XXXV, p. 105-111.

GILLETTE. — Torticolis due to adenoïd vegetations and chronic. hypertrophy of the tonsils. *N.-Y. M. J.*, août 1896.

GILPATRICK (H.). — Suture of the faucial pillars for hem. following tonsillectomy. *Bost. med. and Surg. J.*, 1910, p. 97.

GOLDSMITH (P.G.). — A fatal case of second. hem four days after the remov. of aden. *Canadian J. M. and S.*, Toronto, 1903, p. 170.

GOURC (L.). — L'amygdale de W. Meyer (bactériologie). Thèse Paris, 1897.

GREEN (W.-E.). — Hem. foll. excision of the tonsils. *J. ophtalm., otol. and laryngol.*, N.-Y., 1891, III, p. 138.

GRIFFIN. — (Vaiss. puls. du phar.) *Med. Rec.*, 1896, II, p. 247.

GRIFFIN (E.-H.). — The hemorrhagic diathesis in relation to operations on the nose and throat. *Med. Rec.*, dec. 7, 1901.

GRONBECK. — Quelques remarques sur l'opération des v. a. *Ugeskrift for Læger.* March. 21, 1902.

GROSSARD et KAUFFMANN. — Des complicat. de l'adénoïdectomie. *Ann. des mal. de l'or. et du lar.*, 1911, T. XXXVII, p. 471.

GRUNWALD (Ala septi). — *Internat. centralbl.*, 1897, n° 2, p. 116.

GUISEZ (J.). — *La pratique oto-rhino-laryngologique*, Paris, 1909.

GUISEZ (J.). — D'un accident peu connu de l'adéno-amygdalotomie. De la chute des végét. et amygd. dans les voies aériennes. *Ann. des mal. de l'oreille, du lar., du nez et du phar.*, Paris, 1912, t. XXXVIII, n° 11.

GULLAND. — On the function of the tonsils. *Edinb. M. J.*, 1891-1892, XXXVII, *p.* 435-447.

GUYOT (F.). — Des indicat. et contre-indic. de l'anesthésie générale dans les opérations sur les am. et les v. a. *Rev. méd. de la Suisse romande*, Genève, 1910, XXX, p. 608-617.

HAGEDORN. — Grave épistaxis spontanée après l'ablation des adénoïdes. *Samuel. zwangl. Abhandl., a. d. G. d. Nasen...* (etc.). Wiesb. u. Halle a. S., 1901, p. 120-124.

HAMMOND (W.) et COURTENAY (C.). — Case of tonsill. hem. : ligature of common carotid artery : recovery. *Brit. M. J.*, London, 1901, t. I, p. 1143.

HARLAND (W.-H.-B.). — A case of hemorr. foll. tonsillot. *Laryngoscope*, Saint-Louis, 1904, p. 449.

HATIN (F.). — (Arrêt d'une hém. am. à l'aide d'une pince.) *Arch. gén. de méd.*, 1847, 4e série, t. XVI, p. 116.

HECKEL. — (Hém. amygd. grave.) *Soc. de lar. de Paris*, 1er juin 1906.

HELME (F.). — Traitement des v. a. *Soc. française de lar.*, 1-4 mai 1896.

HÉLOT (R.). — Deux observ. d'hém. second. graves après l'amygdalotomie chez l'adulte. *Rev. méd. de Normandie*. Rouen, 1910, p. 357-365.

HELSMOORTEL. — Deux cas d'hém. second. à l'ablation des v. a. *Belgique méd.* Gand-Haarlem, 1896, t. III, p. 486-488.

HENNEBERT. — Remarques sur les v. a. *La Clinique*, 1902, nos 21-29-30.

HENKES. — (Suture des piliers avec des agrafes.) *Courrier méd.*, 1907, no 16.

HENKING. — (Causes et traitement des hém. amygd.) *Archives f. Lar.*, Bd. XVII, Heft 1, 1905, p. 64-78.

HERMANN. — Hémostase après l'amygdalotomie. *Archiv, f. Lar.*, Fraenkel, vol. XII, 1902.

HETT, SECCOMBE AND BUTTERFIELD. — The Anatomy of the palatinate tonsils. *J. of Anat. a. Physiol.*, vol. V, 1909.

HERZ (M.). — Complications de l'opération des v. a. : *Gaz. lek.*, Warszawa, 1903, 2 s., XXIII, p. 453, 485, 516, 545.

HICGUET (G.) et FALLAS (A.). — Les complications opér. des v. a., *Polyclinique*, Bruxelles, 1911, p. 81-88. Et *Ann. de la polyclin. de Paris*, 1911, p. 253-263.

HICGUET. — Fonctions et utilité de l'am. palat.; étude de physiopathologie de cet organe. *Ann. de la Polyclin. de Paris*, 1911, XXI, p. 154.

HIGGINS. — Some recent views concerning the tonsils. *Milwaukee. M. J.*, 1909, XVII, p. 243-249.

HINKIE (F.-W.). — Report of a death following immediately an operat. for naso-phar. aden. under chloroform. (with remarks on chloroform anæsthesia in this oper.). *J. Lar.*, London, 1898, XIII, p. 382.

HODENPYL (E.). — The anat. and phys. of the faucial tonsils with reference to the absorption of infections material. *Am. J. M. Sc.*, Phila., 1891, CI, p. 257-274.

HOFMANN (C.). — *Ueber Tonsillenhypertrophie und die nach der Tonsillotomie auftretenden Blutungen.* Bonn, 1892, C. Georgi, p. 441.

HOGT. — Les v. a. du naso-phar. *The Journ. of Ophtalm., otol., lar.*, Juillet 1897.

HOLLOWAY. — (Onze morts sous chloroforme dans l'amygdalotomie ou l'adénectomie.) *Med. Magazine*, London, 1896.

HOLMES (C.-R.). — Bris d'une curette de Gottstein. *J. of the Amer. med. Assoc.*, march 23, 1901.

HOLST (O. von).— Ueber Blutungen im Gefolge der Tonsillotomie, ihre Aetiologie, Prophylaxie und Therapie. Cor. *Bl. d. allg. ærztl. ver. v. Thüringen*, Weimar, 1890, XIX, p. 191-207.

HOMER (M.). — Second. hemorr. follow. tonsillotomy. *Illin. med. J.*, feb., 1902.

HOOPER. — Aden. vegetations in children. *Bost. M. J.*, 15 mars 1888.

HOOPER. — Pharynx scraped with finger, incomplete operation; hemophilic history. *Laryngoscope*, 1890.

HOPE (G.-B.). — (Hém. tonsill. qui ne cède qu'au thermo.) *N.-Y. M. J.*, march 3, 1900, p. 307.

HOPKINS (F.-E.). — (Of Springfield.) Cases of late sec. hem. after tonsillectomy. *Ann. of otol.*, Saint-Louis, sept., 1911, p. 575.

HUBER (F.). — Lateral phar. abscess foll. tonsillotomy. *Med. Review*, sept. 30, 1899. Et *Pediatrics*, sept. 15, 1899.

IGLAUER (S.). — A method of preventing hem. during adenectomy. *Laryngoscope*, Saint-Louis, 1908, XVIII, p. 382-384.

IMPERATORI (C.). — Traitem. des hém. pendant les opérat. sur l'am. *Med. Record.*, 9 avril 1910, p. 623.

JACKSON, CHEVALIER. — (Six ligatures de la carotide dans des hém. tonsill. post-opérat.) Congrès de *the British med. Assoc. de Toronto*, 24 août 1905.

JACKSON (C.). — Tonsillar hem. and its surgical treatment. *Ann. Surg.*, Phila., 1907, XLVI, p. 821-825.

JACQUES (P.). — Considérations pratiques sur l'ablation des amygd. *Revue méd. de l'Est*, Nancy, 1910, XLII, p. 449-458.

JARECKY (H.). — Hem. after tonsillotomy; its general consideration. *Med. Rec.*, N.-Y., 1904, LXV, p. 694-696.

JARJAVAY. — Un cas d'hém. amygd. grave imméd. in Gayat, thèse Paris, 1868, p. 53.

JESSOP (E.). — Sec. hem. after removal of the tonsils. *Brit. med. J.*, London, 1893, I, p. 1159.

JONES (C.-P.). — Report of sec. hemorr. follow. tonsillotomy. *Virginia med. Semimonthly*, oct. 24, 1902.

KAFEMAN. — Der Verlauf einer Blutung nach einer Adenoidoperation bei einem Bluter mit Bemerkungen fur die ærztliche Praxis. *Med. Klin.*, Berl., 1909, V, p. 1508-1510.

KAHN (M.). — Des accid. désagréables qui accompagnent l'opér. des v. a. *Rev. hebd. de lar.*, Paris, 1897, XVII, p. 401.

KAN (P.-T.-L.). — Over een serie bloedingen na adenotomie en tonsillotomie. *Nederl. Tijdschr. v. geneesk.*, Amst., 1904, 2. r., XL, d. 2, p. 311.

KELLOG (F.-B.). — Two cases of sec. hem. foll. oper. for aden. *Homœop. Eye, Ear and Throat. J.*, N.-Y., 1905, p. 137.

KELLY (B.). — Large pulsating vessels in the pharynx. *Glasgow M. J.*, 1898, p. 28-34.

KINGWELL (J.-J.). — Tonsillectomy complicated by post-diphteritic paresis. *Calif. State. J. M.*, San-Fran., 1912, X, p. 208.

KLEIN. — Hém. sec. cinq jours après une adénotomie. *Soc. danoise d'oto-rhino-lar.* Séance du 20 janv. 1900.

KLINE. — L'ablation des adénoïdes, in *Mississipi Valley medical Associat.*, analysé dans *Med. Rec.*, 23 oct. 1897.

KNAPP (S. I.). — (Hém. amygd. second.) *Laryngoscope*, april 1902, p. 258.

KNIGHT (C.-H).. — A case of torticollis follow. the rem. of aden. of the rhino-phar. with remarks on nasal reflexes. *Am. Med. Surg. Bullet.*, N.-Y., 1894, VII, p. 348. Et *Ann. opht. and otol.*, Saint-Louis, 1894, III, p. 161-167.

KOBRAK. — Infektionen nach Exzision der Rachenmandel. *Verhandl. d. deutsch. otol. Gesellsch.*, Iena, 1904, XIII, p. 118-120.

KOFLER. — Deux cas de conséquences mauvaises d'une adénectomie. *Soc. de lar. de Vienne.* Séance du 7 fév. 1912.

KOPLIK. — Infection conséc. à l'amygdalotomie. *Am. J. of M. Sc.*, juillet 1912.

KRASIN (M.-M.). — Two cases of hem. threatening life after tonsillotomy. *Dnevnik obsh. vrach. pri. imp. Kasan. univ.*, 1892, III, p. 110-123.

LABBÉ (M.) et LÉRI-SURUGUE. — Struct. et physiol. de l'am. pal. *Presse méd.* 1900.

LABBÉ (R.). — Les complic. infect. de l'amygdalectomie et de l'adénoïdectomie. *Journ. de méd. int.*, 10 juillet 1912, p. 181.

LABOURÉ. — Principaux types cliniques des v. a. *Nord méd.*, XI, 1905, p. 78.

LABOURÉ. — Syphilis héréditaire du cavum. *Gaz. méd. de Picardie*, 1906.

LACOARRET. — (Une hémorr. sec. après adénect.) *Ann. de la Polyclin. de Toulouse*, 1893.

LAMBERT (A.-V.-S.). — Hem. foll. tonsillect. *Ann. Surg.*, Phila., 1910, p. 575.

LANCE. — Quand et comment faut-il enlever les amygd.? *Gaz. hôp.*, Paris, 1910, p. 538-540.

LANGE. — (700 adénectomies.) *Berlin. Klin. Woch.*, 15 juillet 1891.

LANNOIS. — *Précis des mal. de l'oreille, du nez, du phar. et du lar.*, Paris, 1908.

LAURENS. — L'amygdalotomie à l'usage des praticiens. *La Clinique*, Paris, 1908.

LECAT. — (L'hém. amygd.) *Journ. de méd.*, 1775, t. II, p. 115.

LEDERMANN (M.-D.). — Alarm. sec. hem. follow. the remov. of hypert. tonsils with the galvano-cautery-snare. *Ann. opht. and otol.*, Saint-Louis, 1894, p. 158.

LEDERMANN. — Some complications foll. tonsillect. *Kentucky, M. J.*, Bowling Green, 1911-1912, IX, p. 959-969.

LEFFERTS (G.). — (Gravité des hém.) *Arch. of laryngol.*, 1882, n° 1, p. 37.

LEIPZIGER (H.-A.). — Hemorr. after tonsillotomy. *Med. Fortnightly*, Saint-Louis, sept. 10, 1902, t. XXII, p. 603-608.

LEMAITRE (F.). — Du chlorure d'éthyle comme anesthésique général dans les interventions de courte durée. Thèse Paris, 1906.

LEMAITRE (F.). — Du chlorure d'éthyle comme anesthésique général avec le masque de Camus. *Ann. des mal. de l'oreille*, oct., 1906.

LE PLAY (A.). — Les conséquences d'une amygdalotomie. *Arch. génér. de méd.*, Paris, 1905, II, p. 2280-2282.

LEVINSTEIN. — Diphtérie consécutive à la tonsillotomie. *Arch. f. Lar.*, Bd. XXII, n° 2.

LICHTWITZ. — Exostose de la voûte pharyngée enlevée par hasard avec des v. a. *Arch. clin. de Bordeaux*, 1897, VI, p. 94-97.

LICHTWITZ. — Bacilles ou pseudo-bacilles diphtériques sur la plaie opér. après l'abl. des am. *Gaz. hebd. des Sc. méd.*, Bordeaux, 1900, p. 534.

LICHTWITZ et SABRAZÈS. — Examen du sang chez les adénoïdiens après l'opération. *Gaz. hebd. des Sc. méd.*, Bordeaux, 1900, p. 183-189.

LIÉGEOIS. — Article amygdales in *Dict. encyclopédique des Sc. méd.*

LIÉGEARD (de Caen). — Un cas d'hém. amygd. second. *Gaz. hôp.*, 1860, p. 193.

LOEWENBERG. — *Les tumeurs adén. du phar. nasal.*, Paris, 1879.

LOEWENBERG. — Les tumeurs adén. du phar. nasal. *Gaz. méd.*, Paris, 1887.

LOKEY (H.-M.). — Tonsillectomy. *Atlanta J. Rec. med.*, 1910, XII, p. 643.

LOUIS. — Sur la rescision des amygd. in *Mém. de l'Acad. royale de Chirurgie*, 1774, t. VIII.

LUBET-BARBON. — L'anesthésie par le bromure d'éthyle. *Soc. franç. d'otologie*, mai, 1892.

LUC et DUBIEF. — Les tum. adén. du phar. nas. aux différents âges. *Arch. de lar.*, etc., Paris, 1890, p. 191-201.

LUNIN. — Hémorragie après l'adénectomie. *Boln. Gazetta*, 1902, n° 3.

MACKENZIE. — *Traité des maladies du nez.*

MACKINNEY (R.). — Delayed sec. hæm. foll. amygdalotomy. Report of two cases. *N.-Y. M. J.*, 1903, LXXVIII, p. 1233.

MALHERBE (A.). et LAVAL. — *L'anesthésie générale au chlorure d'éthyle*, Paris, Vigot frères.

MALHERBE (A.) et LAVAL. — De la position de Rose et de quelques points de technique opérat. de notre pratique. *Bull. de lar.*, etc., 30 sept. 1903.

MARIO DE ORIVE. — Un caso de hemorragia secundaria en une intervencion de vegetationes adenoidas. *Gac. méd. d. Norte*, Bilbao, 1911, XVII, p. 111-113.

MARSCHIK. — Compte-rendu de la Soc. vienn. de lar. *Monatsschrift f. Ohrenheilk*, 1910, n° 6-7.

MARTIN. — Œdème laryngé post-amygdalotomique in *Louis op. cit.*, p. 433.

MARY. — Hémorr. imméd. dans une auto-amygdalotomie, in thèse Paris, 1875.

M'BRIDE. — Vaiss. pulsatil. du phar. *Edinburgh M. J.*, 1896, part. II, p. 510-513.

MEYER (de Berlin). — Hém. après l'amygdalotomie. *Arch. int. de lar.*, etc., mai-juin 1910, p. 709.

MONGOUR (C.) et FOUQUET (J.). — *Le sérum de cheval normal.* Consultat. méd. françaises, Paris, 1912, F. XLIV.

MONTENYOHL (E.-A.). — Complic. foll. remov. of adenoids. *Pediatrics*, N.-Y., 1902, XIII, p. 335.

MOSCATI. — *Mém. Acad. roy. de Chirurgie*, tome V, obs. IV, p. 447 (1739).

MOST. — Ueber den Lymphgefaess apparat von Nase und Rachen. *Arch. f. Anat. u. Physiol.* Anat. Abth., 1901, p. 74.

MOURE (E.-J.). — Amygdalotomie et hémorragie. *Rev. de lar.*, etc., Paris, 1890, p. 777-788.

MURPHY. — (Hémorr. tonsillaire mortelle chez un adulte. Bistouri.) *Albany med. Annals*, 1888, IX, p. 18.

MYGIND (H.). — Un cas de collapsus subit avec arrêt respiratoire et cyanose (spasme de la glotte) causé par une adénotomie. Trachéotomie : guérison. *Monatsschr. f. Ohrenh.*, n° 5, 1902.

NATIER (M.). — Faux adénoïdiens. *La Parole*, juin, 1901, n° 6, p. 321.

NEDLER-SERBOVA (Mme M.-I.). — Torticollis foll. adenotomy. *Vestnik. Ushn. Gorlov. i. Nosov. Boliezn.*, Saint-Pétersbourg, 1911, t. III, p. 47-50.

NÉLATON. — Un cas d'hémorragie tonsillaire. *Gaz. hôp.*, 1857, p. 570.

NETTEBROCK. — Zur Casuistik der Blutungen nach ihre Tonsillotomie und ihre Behandlung. Thèse Kiel, 1906.

NEUFELD. — Torticollis als Komplikation der Adenotomie. *Arch. f. Lar. u. Rhinol*, Berlin, 1908, XX, p. 480-482.

NEWCOMB (J.-E.). — The occurrence of hem. after operation for the rem. of adenoïd tissue from the naso-phar. vault : with the report of a fatal case. *Amer. J. of the M. Sc.*, Phila., 1893, CVI, p. 574-579.

NIKITIN. — Complic. de l'ad. : indicat. et techniq. pour l'ablation. Accid. imprévus et complic. pend. l'opér. *Praktitcheskii Vratch*, 1911, n°s 33, 34, 35. Et *Zezhemies. Ushn Gorlov. i. Nosov. Boliezn*, Pétersb., 1911, VI, p. 14-26.

ORLEANSKI (K.-A.). — Lymphatiques et vaisseaux des amygd. en rapport avec l'hém. qui suit leur ablation. *Yezhemies. Ush. Gorlov. i. Nosov. Boliezn*, Pétersb., 1907-1908, II, p. 177-185, 3 pl.

PACKARD (F.-R.). — A fatality foll. the rem. of tonsils and adenoid growths. *Amer J. of the M. Sc.*, Phila. and N.-Y., 1910, p. 399-404.

PAREL (G. de). — Les complic. de l'adénect. et de quelq. accid. rares ou rarement décrits. *Bull. lar.*, etc., Paris, 1910, XIII, p. 113-125.

PARISH (B.-D.). — A case of subcutaneous surgical emphysema; an unusual complic. foll. the rem. of faucial tonsils. *Laryngoscope*, Saint-Louis, 1910, xx, p. 1046-1048.

PERRIN. — Essai sur la rescision des amygd. Thèse Paris, 27 floréal, an XIII, n° 461.

PFINGOT (A.-O.). — Accidents during tonsillect. and sequelæ of the oper. *Laryng.*, Saint-Louis, p. 798.

PIAGET. — Hém. grave conséc. à l'ablat. des v. a. chez un hémophilique. *Rev. hebd. de lar.*, etc., Paris, 1898, p. 1339-1343.

PIAGET. — Deux cas d'hém. après l'amygdalotomie. *Dauphiné médical*. Grenoble, 1900, XXIV, p. 193-197.

POIRIER et CHARPY. — *Traité d'anatomie*, Paris.

PORTAL. — Ouverture d'une grosse artère par un pharyngotome. *Cours d'anatomie*, 1803, t. IV, p. 509.

PREBLE. — Sec. hem. after aden. operat. *Boston Med. and S. J.*, vol. 138, 1898, p. 467.

PREOBRACHENSKY (S.-S.). — Hartnæckiger Torticollis nach Entfernung adenoïder Vegetationen. *Arch. f. Lar. u. Rhinol*, Berlin, 1910, p. 461.

PUTNAM. — Adenoid operations and mortality. *N.-Y. M. News*, march 12, 1904.

QUINLAN (F.-J.). — Hém. retardée après amygdalotomie. *Laryngoscope*, april 1900.

RABÉ. — Hém. am. post-opératoires : précautions à prendre avant l'opér.; traitem. de l'hémorr. déclarée. *Bull. d'oto-rhino-lar.*, Paris, 1912, XV, p. 59-73.

RENNER (S.). — Adenoid vegetations of the naso-phar. *Buffalo med. Journ.*, april 1890, p. 523.

RÉPERTOIRE D'ANATOMIE (1828).

RETTERER. — Dispositions et connexions du réseau lymphatiq. dans les amygd. *C. R. Soc. de Biol.*, 1886.

RETTERER. — Amygdales et follicules clos du tube digestif. *J. de l'anat.*, 1909.

RETTERER (E.) et LELIÈVRE (A.). — Structure et histogén. des v. a. *Arch. de méd. expérim. et d'anat. path.*, Paris, 1911, p. 387-425.

REY (J.). — Contribut. à l'étude de la pathologie de l'am. phar. Thèse Bordeaux, 1892.

RICHARDSON (C.-W.). — Tonsillect., with consideration of its complic. *Wash. M. Annals.*, vol. XI, n° 2, 1912, p. 85-95.

RICORDEAU. — Des incid. consécut. à l'amydalot. Cautérisation ignée. Thèse Paris, 1885-1886, n° 263.

RIEFFEL. — *Les rapports de l'am. avec les vaiss. carotidiens*, Paris, 1892.

RIPAULT. — Diagn. des v. a. et de la syph. du naso-phar. Thèse Paris, 1896.

RIVIÈRE. — Sur 150 opérations sur les v. a. *Lyon méd.*, 11 juillet 1900.

RÓBERTS (W.-H.). — The status lymphaticus, with particular reference to anesthesia in tonsil and adenoid operations. *Laryngoscope*, sept. 1908.

ROBERTSON. — Anatomy and physiology of the tonsil. *J. Am. M. Ass.*, Chicago, 1909, p. 684-689.

ROTH. — (Anom. osseuses.) *Soc. de lar. de Vienne*, 3 oct. 1896.

ROURE. — Sur les anomalies osseuses du phar. nasal dans leurs rap. avec l'adénotomie. *Arch. int. de lar.*, etc., Paris, 1907, XXIV, p. 477-480.

ROUSSEAU. — (Hém. après adénect.) *Rev. internat. de rhinol.*, mai 1892.

ROY (D.). — Two unusual cases of the hem. foll. adenotomy and tonsillotomy. *Laryngoscope*, feb. 1902.

RUAULT. — Hém. adénoïdienne in *P. Chevalier,* déjà cité.

RUAULT. — Sur une nouvelle méth. de traitem. chirurgical de l'hypertrophie tonsillaire (ablations partielles successives par morcellement suivies d'applications iodiques immédiates). *Union médic.*, Paris, 1893, LV, p. 74-76. Et *Courrier méd.*, Paris, 1893, XLIII, p. 71.

RUPRECHT. — Anesthésie locale des amygdales. *Arch. f. Lar. de Frænkel,* Berl., 1910, vol. 23, t. I.

RYAN (L.). — Tonsillar hem. and discussion. *Illin. M. J.*, sept. 1903.

SACHS. — (Hém. second. après adénectomie.) *J. of Lar.*, 1900.

SAINT-GERMAIN (de).— Art. Amygdalotome, amygdalotomie du *Dict.Jaccoud.*

SAINT-GERMAIN (de). — De l'amygdalotomie, in *Ann. des mal. de l'or. et du larynx,* t. I, 1875.

SAINT-GERMAIN (de). — Un cas de mort après amygdalotomie. *France médicale,* 1879, p. 578.

SAINT-GERMAIN (de). — Une hém. amygd. immédiate. *Sem. méd.*, 1885, p. 239.

SAINT-YVES (de Melun). — Hém. tonsill. second. *Gaz. Hôpit.*, 1857, p. 570.

SALLARD. — *Hypertrophie des amygd.*, Paris, 1894. (Bibl. Charcot-Debove.)

SAUNDERSON. — Vaiss. pulsat. du phar. *British M. J.*, 1887, vol. II, p. 625.

SAWTELL (J.-E.). — Post-operative tonsillar hem. *J. Kansas M. Soc.*, Kansas City, Kan., 1911, XI, p. 451-456.

SCARLETT (R.). — Hypertrophie tonsillaire. (Anat., chir., dangers opér.). *Monthly Cyclopædia,* Phila., mars 1910, p. 144.

SCHEEF. — (Anom. osseuses du rhino-phar.) *Allgem. Wien. med. Zig.*, 1881, n° 23.

SCHMIEGELOW. — Ein Fall von primærer tœdtlicher Blutung nach der Entfernung von adenoiden Vegetationen. *Monatschrift f. Ohrenheilk.*, Berl., 1897, n° 4, p. 115.

SCHOENEMANN. — Zur Physiologie der Tonsillen. *Arch. f. Lar.*, etc., Berl., 1909, XXII, p. 251-259.

SCHOENEMANN. — Traitem. rationnel et prophylaxie de l'angine. *Corr. Blatt. f. schw. Ærzte,* n° 9, p. 1910.

SCHRANUM. — Sepsis after operation for adenoids. *N.-Y. M. News,* july 23 1904, p. 185.

SCHUCHARDT. — Mort subite, après la tonsillotomie, causée par hém., asphyxie ou choc. *Ærztliche Sachverstændigen Zeitung,* Berlin, n° 7, 1900, p. 131.

SCOTT-RENNER. — Adenoid vegetations of the naso-phar. *Buffalo med. J.*, april 1890.

SEIFERT. — Ueber Blutungen nach Operationen an den Gaumentonsillen. *Wien. Klin. Rundshau,* 1901, p. 252.

SENDZIAK (J.). — Contribution to the complic. foll. extirpat. of so-called ad. veget. *J. of Lar.* London, 1898, XIII, p. 276.

SEWELL (L.). — Remarks on certain dangers associated with the oper. for the rem. of tonsils and adenoids. *Med. Chron.*, Manchester, 1911, LIV, p. 212-216.

SHARP. — (Vaiss. puls. du pharynx.) *J. of L. R. and O.*, 1896, I, p. 318.

SIBLEY (B.-D.). — Etiology, pathology and treatment of diseased tonsils and adenoids. *Alabama M. J.*, Birmingh., 1907-1908, XX, p. 205-210.

SIEMS. — L'éducation de la respiration nasale chez l'enfant après l'ablation des v. a. *Bull. de lar.*, etc., Paris, 1910, III, p. 272.

SMITH (H.). — Alarm. hem. foll. tonsillot.; its cause and care. *Laryngoscope*, Saint-Louis, 1904, XV, p. 121-133.

SMITH (A.-T.) et BARWELL (H.-S.). — Suture of the faucial pillars for hæm. foll. tonsillectomy. *Lancet*, London, 1910, p. 1083.

SOLOW (J.). — Amygdalotomie ou tonsillectomie. Que doit-être l'opération? *N.-Y. M. J.*, april 23 1910.

SONNTAG. — (Un cas d'infection septique après l'opération.) In A. Meyer, *Sammlung Klin. Vortræge*, Leipzig, 1910, p. 570-571.

STANSKI. — (Hém. am. grave arrêtée par compression de la carotide.) *Union méd.*, 1849, p. 191.

STEIN (O.-J.). — A case of severe primary hem. foll. rem. of the faucial tonsils. *Laryngoscope*, Saint-Louis, 1908, p. 387.

STEPHENS (W.-B.). — The effects of tonsillotomy. *Calif. State J. M.*, San-Franc., 1905, III, p. 79-81.

STEWART (F.-J.). — Death after removal of tons. and aden. in a hæmophiliac child. *Lancet*, nov. 15, 1902, p. 1321.

STUCKY (F.-A.). — Removal of tonsils and adenoids followed by fatal results. *Amer. Praktitioner and News*, march 1, 1899, p. 173.

SUAREZ DE MENDOZA. — *Diagn. et traitem. des v. a.*, Paris, Baillère, 1906.

SWAIN. — Are the tonsils a menace or a protection? *Ann. otol. rhinol. et lar.*, Saint-Louis, 1911, XX, p. 545-561.

TENNYSON (A.) and BARWELL (S.). — Suture of the faucial pillars for hem. foll. tonsillectomy. *Lancet*, London, 1910, p. 1083.

TESTUT. — *Traité d'anatomie*, Paris, 1912.

THOMAS (H.-M.). — Sec. hem. foll. tonsillotomy. *J. of the Amer. Assoc.*, feb. 1902.

THOMPSON. — Une hémorragie am. imméd. grave. *Med. Times and Gazette*, 1860.

THOMPSON (W.-M.). — A case of sudden death after an opération for adenoids. *Med. Rec.*, aug. 18 1900.

THURLY (E.-L.). — Remarks on the after effects of operation for remov. of adenoid tissue at the vault of the phar. *J. of the Amer. Assoc.*, may 1, 1901.

TOISON (J.). — Note sur un procédé d'amygdalectomie rapide et évitant l'hémorragie. *J. d. sc. méd. de Lille*, 1890, I p. 601-603.

TOURREIL. — Du rôle phagocytaire des amygdales et de l'ablation « systématique » des amygdales palatines. *Arch de stomatologie*, Paris, 1901, II, p. 17-21.

TRAPENARD. — Deux cas de syph. héréd. du naso-phar. simulant des v. a. *Soc. franç. d'otol.*, etc., 1908, t. 24, p. 623.

URBAN (A.-H.). — Hem. foll. tonsillotomy, etc. *Amer. medicine*, july 4 1903.

VACHER. — Note sur les v. a. chez l'adulte. *Bull. et mém. de la Soc. d'ot. et de lar.*, 1899, p. 48.

VELPEAU. — *Médecine opératoire*, t. III, p. 567.

VELPEAU. — (Une hém. amyg.) *Bull. génér. de thérap.*, 1843, p. 33.

VIDAL (de Cassis). — *Traité de pathologie externe*, 1861, p. 641.

VIOLLET (P.). — Recherches sur la structure histologique des v. a.; signification des éléments granuleux. *J. de l'anat. et phys.*, etc., Paris, 1903, XXXIX, p. 97-125.

WACHENHEIM (F.-L.). — Late sec. hem. foll. the rem. of ad. *N.-Y. M. J.*, 1907, LXXXVI, p. 775.

WALES (A.-E.). — Cavernous sinus thrombosis after adenotomy. *Arch. of otol.*, feb. 1908.

WALKER (G.). — Dyspnea after excision of the tonsils. *Med. News*, Phila., dec. 8 1894.

WEBER. — Sec. hem. fifth day after tonsillotomy. *Laryngosc.*, april 1902.

WEINSTEIN (J.). — On torticollis after the rem. of ad. of the naso-phar. *Pediatrics*, N.-Y., 1910, p. 752.

WEOBLEWS (R.). — Complications après l'amygdalotomie. *Gazeta Lekarska*, 1903, n°s 7-8.

WEST. — Eine Methode für vollstændige Enukleation der Gaumenmandel. *Arch. f. Lar.*, XXII, Bd., H 51, I.

WILKINSON (Oscar). — A case of hem. after tonsillotomy relieved by adrenalin. *Journ. of Eye, Ear and Throat diseases*, Baltimore, july 1904, p. 97.

WILLARD (H.-S.). — Hemophilia causing death after tonsillectomy. *J. ophtalm., otol. and lar.*, Lancaster, Pa., 1911, XVII, p. 47-50.

WILSON. — Anesthésiques dans la tonsillectomie. *Med. Chronicle*, Manchester, may 1910.

WINGRAVE (W.). — Tonsillotomy rash. *Lancet*, aug. 31 1902.

WISEMAN. — (Rejette l'opération sanglante.) *Grande chirurgie*, 6e édition, Londres, 1734. Et *Dict. de Jaccoud*, t. I, p. 156.

WOAKES. — *Post-nasal catarrh.*, Londres, p. 162.

WRIGHT. — (Deux tamponnements pour hém. après l'adénectomie.) *Acad. de méd. de N.-Y.*, sect. de lar. et rhinol., 1898, p. 627.

WYATT, WINGRAVE. — Tonsillotomy rash. *Laryngoscope*, july 1901.

ZIMMERMAN (C.). — Hem. foll. tonsill. *Arch. otol.*, N-Y., 1898, p. 334-340.

ZUCKERKANDL. — (Anomalies osseuses du rhino-phar.) *Anatomie normale et pathologique des fosses nasales*, 1895, p. 603-695.

TABLE DES MATIÈRES

Paris. — Imp. C. PARISET, 5, rue des Italiens.

www.ingramcontent.com/pod-product-compliance
Lightning Source LLC
LaVergne TN
LVHW021517140926
848035LV00047B/1092

* 9 7 8 2 0 1 4 0 2 0 8 1 6 *